ゆるやかな糖質制限食による2型糖尿病治療

ガイドライン 2016

NPO法人日本ローカーボ食研究会
代表理事
医学博士 灰本 元 編著

風媒社

ガイドライン第 1 版の発刊に際して

　洋の東西を問わず、糖尿病は贅沢な食事と軽い労働で生活できた一握りの人々の間で発症していたことを示す古い記録が残されている。わが国でも藤原道長の「御堂関白記」の記述がよく知られている。いずれも高血糖が持続してゆっくりと血管障害、末梢神経障害が現れ、末期には脂肪に加え筋肉までもが多量の尿とともにして溶けだして死に至る病として恐れられた。

生命の進化からみた炭水化物（糖質）の意義

　まず、生命の進化という視点から炭水化物やブドウ糖の意義を考えてみよう。動物、植物、微生物を問わず生命の基本単位は細胞で、その主要な構成要素は炭素を骨格とする高分子である。そして、その炭素のほとんどは大気中や海中の二酸化炭素を細胞内に取り込んで光合成により生成した炭水化物に由来する。光合成以前の原始生命は、酸素が乏しい深海で嫌気代謝を営んでいた。原始の大気は二酸化炭素、窒素、水蒸気などを主成分とする酸素がない環境（嫌気的）であった。約27億年前に出現したシアノバクテリアは、浅海で太陽の光エネルギーにより水を分解してえた水素をエネルギー源として海中から取り込んだ二酸化炭素から炭水化物を合成し（シアノバクテリア型光合成）、爆発的に繁殖した。その結果、大気中の二酸化炭素の濃度は徐々に低下する一方、同時に発生した酸素は廃棄物として海中へ放出されたため、海中も大気中も酸素濃度が上昇して地球は次第に酸素が豊富な環境（好気的）へと変貌して行った[1]。そのような状況のなかから、自らの光合成をやめて光合成によって炭水化物をため込んだ他の細菌を食べるという方法によって栄養源を獲得する（従属栄養）細菌が登場した。これらの細菌は酸素を使って炭水化物を代謝する方法によってエネルギーを効率的に生み出す好気的呼吸（酸化的リン酸化）の能力を備えていた。やがて最も古い嫌気性細菌、それにシアノバクテリア（将来の葉緑素）や好気呼吸細菌（αプロテオバ

クテリア、将来のミトコンドリア）が同じ細胞内で共生することで、細胞内にミトコンドリアと核を持つ真核細胞が現れ、さらに長い年月を経て植物、動物へ進化、そして人類の進化へとつながったと考えられている[2]。

現在の細胞では、動物、植物を問わずブドウ糖を分解する嫌気的解糖系とそれに続くクエン酸（TCA）回路がエネルギー代謝系の中心となり、この代謝系と脂質、アミノ酸、核酸などの代謝系が密接にリンクすることで巨大な代謝のネットワークがつくりあげられている[3]。つまり、ヒトを含むすべての生物にとって炭水化物はエネルギー源であると同時に生体の主な構成成分である炭素の供給源でもある。

動物は炭水化物の大部分をそのまま利用することはできない。消化酵素や微生物の助けを借りて発酵するなどして一旦単糖に分解してから吸収して利用する。全身へ輸送される血糖としてブドウ糖が選ばれたのは、炭素３～６個からなる単糖のうち六炭糖がより安定で、六炭糖の中では果糖、ガラクトースに比べブドウ糖はアミノ酸と反応しにくく、タンパク質と結合して酵素や構造タンパク質を変性させにくいためである[4, 5]。この炭水化物なくして地球上の生命はあり得ない。

想定外の事態

食事による炭水化物の摂取は血糖値を上昇させるが、膵臓から分泌されるインスリンにより筋肉、脂肪組織、肝臓などで血糖が取り込まれるので上昇した血糖値は元のレベルに戻る。一方、健常人の肝臓にはブドウ糖をエネルギー源とする脳や赤血球などのエネルギー需要を満たすだけの大きな糖新生の能力（アミノ酸、乳酸、グリセリンなどを材料にグルコースを生成する）が備わっており、血糖値に及ぼす効果は大きい[3, 6]。食事中の糖質摂取による血糖の上昇とインスリン分泌による血糖の低下、さらに糖新生による血糖値の上昇など、さまざまな生理的環境変化に対して常に血糖値を一定の範囲内に保つことができる精緻な代謝システムが人体では働いている[3]。

ところが、１万２千年前ごろに農耕・牧畜文明を生み出した人類は、

18世紀以降に産業革命に始まる工業化と農業の大規模化をもたらし、近代文明を生み出した。20世紀以後になると、軽労働・飽食というかつては一部富裕層だけが享受した生活が、有史来初めて人類全体に広がる勢いをみせている。しかし、このような事態は地球上の生命がその誕生以来経験したことがなく、現代人20万年の歴史の中でも直近のわずか200年余の間に急速に進んだ想定外の事態である。適応力が高いヒトの代謝システムをもってしてもこの状況に適応しきれず、病的な状態が広がったのが糖尿病、高脂血症を始めとする生活習慣病で[7]、2006年の国連総会において「糖尿病の全世界的脅威を認知する決議（UN Resolution 61/225）」が採択されるまでになった。

糖尿病の診断と治療の歴史

糖尿病の診断は19世紀初めに尿糖を測ることで可能となった。しかし、その原因がヒトの生活・生理代謝の根源に根ざす病であるため治療は困難を極めている。現在では血糖値やHbA1cをもとに診断され、治療は食事療法、運動療法、インスリン注射を含む薬剤療法の三種の療法を組み合わせておこなうのが基本である[8]。近い将来、遺伝子治療や再生医療などが加わる可能性が高い。

インスリンが発見される20世紀初頭までは、治療法は食事療法が主で、食事制限を強制される患者にとっては大変つらい治療であったことが記録からうかがい知ることができる。例えば、尿中に多量に排泄される糖分を補うことで治癒を期待した治療法、逆に尿糖が出なくなるまで食事を厳しく制限する米国Allenの「飢餓療法」などで、いずれも悲惨な結末を生んだ[9]。しかし、オスロ1925-1955年の調査で、大戦直後のため食糧難となった1941-1945年の間に糖尿病の新規発症者が急減したとの報告は食事療法の有効性を強く示唆するものであった[10]。

インスリン注射は糖代謝のメカニズムの本質に関わる強力な治療法である[9]。しかし、毎回注射をせねばならず、効果が強力過ぎるために血糖の恒常的調節が難しいので低血糖を招きやすい[8]。また長期使用が発がんリスクを増大するなど可能性もあって、インスリン療法を未だ

治療の選択肢の一つに留めている。

　インスリンの発見と平行して内服薬による治療も研究されていた。ヨーロッパ中世から糖尿病の症状を緩和する薬草として知られたガレガソウ由来のグアニジンをもとに化学合成した血糖降下剤のビグアナイド剤のうち、乳酸アシドーシスを起こしにくいジメチルグアニジン（メトフォルミン）が糖尿病内服薬の第1選択肢として処方されるようになった [8, 11]。この薬剤の作用機作は肝臓における糖新生を抑制してインスリン抵抗性を緩和するものと考えられている。スルフォニルウレア（SU）剤、グリニド剤は、作用時間は異なるがβ細胞のインスリン分泌を促進して血糖を降下作用させる。DPP4阻害剤はインクレチン（GIP、GLP-1）の不活化を阻害した結果、主にグルカゴン分泌を間接的に抑制して糖新生を抑える一方、インスリン分泌を促進することで血糖を降下させる。さらにチアゾリジン剤（ピオグリタゾン）は脂肪細胞でペルオキシソーム増殖因子活性化受容体と結合してインスリン抵抗性を改善する内服剤である。これら薬剤は内服できることもあり、インスリン注射に比べると扱いやすく患者の負担は少ない。

　このように糖尿病内服薬といっても、薬剤により作用機作も副作用も異なるが、薬物療法は以下に示すような根本的な課題を抱えている。

食事療法の必然性と糖質制限食の登場

　人類進化の経緯を考えても、食事や運動など患者個々の生活形態・習慣が糖尿病などの発症に深いところで関わっている。したがって、生活習慣病は基本的に生活習慣の是正によって治療すべきであって、薬剤を使い多くの医療費をかければ制御できるという確固たる科学的な根拠があるとは言えない [12]。

　適度な運動は患者個々に事情があり主たる選択肢とはなりえないが、たいへん効果的である [13]。これに対し、食事は命ある限り万人共通で、誰も省くことはできない。従来の糖尿病の食事療法には、摂取カロリーの制限が標準的に採り入れられてきた。カロリーを抑えるために、三大栄養素のうち炭水化物を多くしてカロリーの高い脂肪を少なくするカロ

リー（エネルギー）制限食（Energy-restricted diet, Low-fat diet）あるいは高炭水化物食（High-carbohydrate diet）、低脂肪食（Low-fat diet）として定着している。しかし、長期的な経過は必ずしも満足とはいえず、食事療法が効果を上げなくなると多くの場合内服薬に頼らざるをえない。カロリー制限食は食後の血糖値を上げない脂質を高カロリーという理由で制限し、相対的に低カロリーであるが血糖値を上げる糖質を基本食とするので、治療に伴ってゆっくりと病状は悪化し、必然の結果として患者の服薬は次第に種類、量ともに増大傾向をたどる[12]。

これに対し、1972年米国のAtkinsがインスリンの機能に着目し、主に肥満解消のために2,000kcal/日の患者に糖質摂取量を20～40g/日に制限する厳しい糖質制限食（Very low-carbohydrate diet）による治療の有効性を唱え[14]、主に米国で広まっていった。以後、従来のカロリー制限食による治療との間で多くの研究者を巻き込む長い論争となった。Atkinsの提唱は一般書の発刊によるもので、学術論文ではなかったことも混乱を招いた原因の一つと考えられている。その中で、Feinmanらが中心となってNutr Metab（2008年）誌上に総説を載せ[15]、糖質制限食が血糖調節を改善しインスリン分泌の変動も抑制すること、体重減とは関係なく心血管疾患の危険因子を改善すること、生活習慣病の諸指標が改善することなどを論じている。また、糖質制限はAtkinsほど厳しくない30%～45%のゆるやかな制限（Moderate low-carbohydrate diet）が有効であることにも触れている。

糖質制限食の立ち位置

糖質制限食の本場アメリカでは2015年の時点でカロリー制限食あるいは低脂肪食と糖質制限食（Low-carbohydrate diet）のランダム化比較試験（RCT）が内科や臨床栄養学の主要な専門誌（Ann Intern MedとAm J Clin Nutr）に掲載され、未だにどちらが優れているか論争している[16, 17]。いずれの研究結果も摂取カロリーを制限した条件ではHbA1c改善には差はないが、体重減少、血清脂質の改善、糖尿病薬の減量に関しては糖質制限食が優れているというものである。

しかし、この結論はKatanが2006年にAm J Clin Nutr誌上ですでに明言しており[18]、その後の複数のメタアナリシスでも証明されている[19-21]。未だにこのようなデザインの論文が専門誌に掲載されるということ自体、アメリカでは厳しい糖質制限食への風当たりが強いという証であろう。

　一方、糖質制限食の大規模長期観察（コホート）研究は2013年までにアメリカのみならずヨーロッパでも複数発表になっており、いずれも糖質摂取を厳しく制限すればするほど癌と循環器疾患による死亡リスクが増え、メタアナリシスでは癌死が増えると結論されている[22-26]。

　これらを勘案すると、糖尿病、脂質異常症、メタボリック症候群の食事療法として厳しい糖質制限食を導入することに伴うリスクを軽視すべきでないことにもはや疑いの余地はない。しかし、世界の糖質制限食に関する研究はカロリー制限食との論争に結論を出すために厳しい糖質制限に力点が置かれた。そのため、これまで"ゆるやかな糖質制限食"を効果的に導入するという視点は希薄であった。

　"ゆるやかに制限する"とは個々の患者にとってどんな制限でどんなメリットがあるのだろうか。これまで世界中でおこなわれてきたランダム化比較試験ではこの疑問に答えることができない。その主たる理由として、糖質制限食を始める前の患者個々の糖質摂取量を無視した画一的な研究デザインを挙げることができる。私たちの調査では、日本人の2型糖尿病患者の治療前における1日の糖質摂取量は140～600gと極めて幅が広く[27, 28]、糖質の内容も多様である。この多様性は患者個々の食習慣、嗜好、疾病への理解度、さらには日本人の食文化に深く根ざすもので、これらを無視して一律に1日の糖質制限量を設定しても治療法として批判に耐えうるものとはならない。後述するように患者個々のHbA1cは糖質摂取量が多いほど高い傾向にあるので、継続しやすい制限療法とするためには患者それぞれのHbA1cと食事内容に合わせた個別指導が必要である。

　私たちは以上のような課題への回答を探しつつ"ゆるやかな糖質制限食（Moderate low-carbohydrate diet）"の臨床応用を実践してきたが、この

度、2016年4月の時点でまとめた臨床応用のためのガイドラインを刊行する運びとなった。この先も試行錯誤を重ね、またより多くの方々の意見も加えて、本格的なガイドラインとして成長させることができれば望外である。

　2016年春
　　　　NPO法人日本ローカーボ食研究会代表理事　灰本 元

目次

ガイドライン第 1 版の発刊に際して……2
  ガイドライン策定時のエビデンスレベルについて……10
  独自に定めたエビデンスレベルについて……12

1. 基本的な立場……13
2. これまでの糖尿病治療が目標としたもの……13
3. 糖尿病治療で新たに留意すべきこと……15
4. HbA1c の目標値と低血糖の危険性……16
5. 適正な体重（BMI）の維持……19
6. 糖質制限食の定義、分類とその課題……20
7. ゆるやかな糖質制限食の特徴と適用……22
8. ゆるやかな糖質制限食による治療の実際……25
9. CARD による併用糖尿病薬の減量……34
10. CARD とインスリンの併用……37
11. ゆるやかな糖質制限食の副作用と対策……39

付録 ゆるやかな糖質制限食指導の要点……42

引用文献……45

ガイドライン策定時のエビデンスレベルについて

　ガイドラインをまとめるにあたり、根拠となる議論に証拠能力を示すエビデンスレベルを併記した。糖質制限食（ローカーボ食）による治療については、高血圧学会や糖尿病学会の推奨グレードやエビデンスレベルを参考にしつつも、それらとは一線を画す独自の基準が必要と考えた。その理由は以下の二点にある。
（1）高血圧や糖尿病の治療ガイドラインの中心は薬物療法である。投薬という視点でみると長期、短期を問わずランダム化比較試験をデザインして遂行することはさして困難ではない。しかし、この方法は研究機関・病院でも、ましてや私たち開業医には倫理性が大きな関門となる。一方、食事療法という視点で見ると、入院による短期間の食事療法であればランダム化は容易であるが、被験者を外来というあらゆる食品の摂取が可能な環境下におく長期のランダム化は困難を極める。指導してもその通りに患者が実行してくれるという保証はどこにもない。制限をしすぎる患者もいれば、まったく制限しない患者すらいる。実際に数万人レベルの大規模長期ランダム化比較試験に臨んだ研究例はあるが、当初の目的通り主要栄養素の摂取量の修正に成功した研究は稀有である。かといって短期の研究結果が長期にあてはまるという保証もまったくない。一方、臨床研究の中には、患者に指導するだけでまったく追跡をせず、食事日記の解析もしていない例が多々あり、いったい何を根拠に糖質制限食（ローカーボ食）群とカロリー制限食（ハイカーボ食）群とに分けたのか、あるいは糖質比45％と記載できたのかなど疑問を持たざるをえないずさんな研究デザインも少なくない。
　患者の生き方、好み、生活様式にまで深く強く関係する食事や栄養という重大要因について、ランダム化したから最もエビデンスレベルが高いと機械的に格付けするわけにはいかない。なぜなら、本文で引用したように糖質制限食のほとんどの大規模長期観察（コホート）研究（3万人～20万人）が厳しい糖質制限食により総死亡や癌死が増えることを

示し、私たちに大きな衝撃を与えた。その先鋒と言えるハーバード大学 Hu 教授ら（20万人規模、20年間追跡、コホート研究の責任者）が厳しい糖質制限食に誌上で警鐘を鳴らした [29]。それに対して数百人規模で臨床研究をおこなっているアメリカのローカーボ食推進派は、ランダム化比較試験を実施しないと本当のことはわからないと反論した。Hu 教授は、確かにランダム化比較試験は論理的には望ましいが、長期の実行は不可能だと反論した [29]。現に、推進派は未だにランダム化大規模長期比較試験に成功しておらず、せいぜい 200〜300 人を対象とし長くて 2 年間のレベルである。これでは総死亡や発癌などの長期予後は明らかにしようもない。このように、食事療法の評価は現在のところ大規模長期観察によるしかなく、その意味するところを推察し、補強し、新規の証拠を集めるしかない。観察研究であることを理由にその結論に機械的に低いレベル評価を与えるのは非科学的といわざるをえない。

（2）第二の理由は、ランダム化比較試験を実施したとしてもその方法や解釈が恣意的でないという保証がない点である。最近の調査によると、この 10 年間における糖尿病のランダム化比較試験は 3782 編あって 1 万 3592 人の著者によって書かれているが、その著者のトップ 110 人は 991 編のランダム化比較試験論文の著者であると同時に約半数が製薬会社の雇員であった。そのうえ、991 編のランダム化比較試験論文のうち 906 編には商業スポンサーがついていた。利益相反について評価できた 704 編のランダム化比較試験のうち、製薬会社から完全に独立していた論文は僅か 42 編（6%）であった [30]。従来のガイドラインはこのようなランダム化比較試験を基盤にしてできあがっていることを留意すべきである。ランダム化比較試験であるからといって問題点が決してないわけではない。研究がスポンサーの影響下にあるのであればその研究論文の科学的エビデンスレベルを 1 とするわけにはいかない。

独自に定めたエビデンスレベルについて

　私たち日本ローカーボ食研究会は開業医、勤務医、管理栄養士、薬剤師、生物学研究者の集団であり、臨床研究やガイドラインの策定で製薬メーカーからも食品メーカーからも後援は受けていない。すでに述べたような背景を考慮しておよそ以下のようにエビデンスレベルを定めた。

　ローカーボ食対ハイカーボ食という設定で比較的短期のHbA1c、体重、血清脂質などの改善を見るデザインでは、当然のことながらランダム化比較試験とそのメタアナリシスを重視した。一方、総死亡、癌死、循環器疾患死などの長期予後については長期観察研究を重視した。これらを前提にできるだけ優れたデザインの研究、最新の研究、メタアナリシスの論文を引用した。長期観察研究では対象が数万人以上の大規模な報告を引用した。

　臨床的にどのようなデザインの糖質制限食治療が最も効果的かなどを明らかにした研究はきわめて少ないが、このようなデザインの研究には適切なランダム化比較試験が存在しない場合もあるので、その場合は、非ランダム化試験を重視した。そして以下のようにAからDまでエビデンスレベルを定めた。

A：少なくとも一つ以上のメタアナリシスなどによって科学的根拠が明らかであり推奨できる（クラスⅠ相当）。
B：科学的根拠は十分とは言えないが、臨床的に妥当と認められる（クラスⅡa相当）。
C：現時点では科学的根拠が明確とは言えないので、慎重な判断が求められる（クラスⅡb相当）。
D：有害という科学的根拠があり治療行為としては避けるべきである（クラスⅢ相当）。

1. 基本的な立場

　血糖値を上げる主要栄養素は糖質なので、摂取した主要栄養素という視点から見ると、糖尿病の主因は過剰な糖質摂取である（レベル A）[31-34]。ところが、この 50 年間の 2 型糖尿病（このガイドラインは 1 型糖尿病を含まないので以後糖尿病と表記）の著しい増加にもかかわらず、日本人の糖質摂取量は 1955 年の 410g/日を最高値にして 2011 年には 260g/日まで年々低下している（レベル A）[35]（図表1）。一方、その間に糖尿病患者数はおよそ 35 倍に増加した（レベル B）[36]。この間、自動車や電化製品の発展に伴って一日当たりの運動量は一貫して低下している。これらから、生活習慣病としての糖尿病増加の要因は、運動量の著しい低下に見合うほどに糖質摂取量が減少しなかったために相対的に糖質摂取量が過剰になったことにあると推定される。一方、人体生理学から見ると糖尿病発症の主因は、膵臓におけるインスリン分泌能の低下と、肝臓における糖新生や脂肪細胞が関わるインスリン抵抗性の発現にあると考えられている。

　本ガイドラインをまとめるにあたっては、糖尿病発症の主要因のうち生活習慣病としての側面を重視し、食習慣の修正を治療の第一に据え、症状および病状の経過に応じて選択的に内服薬、インスリンによる治療を併用するという立場を取っている。言うまでもなく、私たちの立場は食習慣の修正を糖質制限によっておこなうが、基本はゆるやかな糖質制限食であって厳しい糖質制限食ではない。長期にわたる厳しい糖質制限については、近年多くの大規模長期観察研究が死亡危険度の増加、とくに癌死の増加を指摘するなど、長期予後に大きな問題がある（レベル A）[22-26, 37-38]。

2. これまでの糖尿病治療が目標としたもの

　糖尿病の治療は血糖値を下げて、将来起こりうる合併症を未然に予防

図表1　日本人の主要栄養要素摂取量の推移

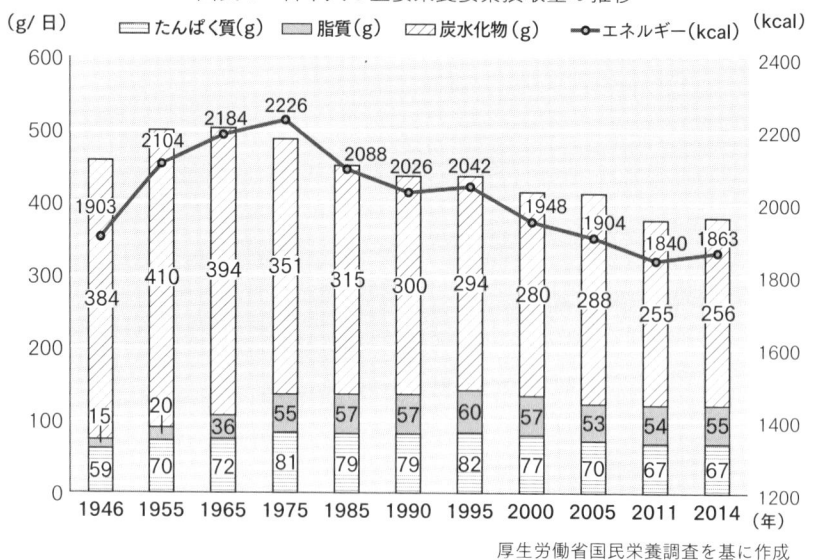

年	たんぱく質(g)	脂質(g)	炭水化物(g)	エネルギー(kcal)
1946	59	15	384	1903
1955	70	20	410	2104
1965	72	36	394	2184
1975	81	55	351	2226
1985	79	57	315	2088
1990	79	57	300	2026
1995	82	60	294	2042
2000	77	57	280	1948
2005	70	53	288	1904
2011	67	54	255	1840
2014	67	55	256	1863

厚生労働省国民栄養調査を基に作成

　1946年から2014年までの国民栄養調査から三大栄養素と総エネルギー摂取量の推移を見ると、糖尿病やメタボリック症候群の増加が糖質や脂質の摂取量、総エネルギー摂取量では説明できないことが明らかである。糖質摂取量は1955年を最高値として年々減り続けており、脂質摂取量は高度成長期の1975年を節目にしてそれ以降現在まで変化がない。その結果、総エネルギー摂取量は1975年を最高値として年々減少し続けている。しかし、わずかこの50年間に糖尿病もメタボリック症候群も数十倍に増え続けているのである。身体活動量や運動量の著しい減少が主因の一つと考えざるをえない。

することにある。糖尿病の合併症は長らく大血管障害（心筋梗塞、脳梗塞、慢性動脈閉塞症）と毛細血管障害（腎症、網膜症、末梢神経障害）と考えられてきた。なかでも毛細血管障害は三大合併症とされ、その発症予防のために運動など生活習慣の改善、摂取カロリー制限、薬物療法とあらゆる手段を動員してHbA1cを目標基準値と定めた6.5%まで下げる努力がなされてきた。ところが、2008年以後ランダム化比較試験をもとに総死亡や脳心血管死についてはHbA1cを7.0%未満に下げると逆に悪化を招くと指摘されるようになった（レベルA）[39-41]。

　そして、2010年までに総死亡、脳心血管死と障害、毛細血管障害をアウトカムとした1,000人〜1万人規模の糖尿病薬を使ったランダム化比

較試験（HbA1cの目標値は厳しい治療群で6.5%、ゆるやかな治療群で7.5%）が数多くおこなわれ、メタアナリシスは2015年までに6編発表されている（レベルA）[42-47]。特筆すべきは、四大研究（UKPDS、ACCORD、ADVANCE、VADT）から次のような結論が導かれたことである[39-41, 48]。

　HbA1cを6.5%までの「厳しくコントロールした群」を7.5%前後の「ゆるやかにコントロールした群」と比べると、総死亡はほぼ同じか増加気味、脳心血管死には有意差なし、非致死的な心筋梗塞イベントは約15%減少、脳梗塞イベントには有意差なし、網膜症は15%減少、著しい視力障害は有意差なし、ミクロアルブミンは10%減少するが腎不全には有意差なし、末梢血管障害も有意差なし、一方、重症の低血糖は2.3倍増加した。

　このような最新の状況を考慮して、まず私たちが目指すべき糖尿病治療の基本を以下にまとめた。

3. 糖尿病治療で新たに留意すべきこと
― 高血圧、高コレストロール血症、癌、認知症 ―

　2000年以降の新しい降圧薬の登場と、効果的な脂質降下薬であるストロングスタチンの登場によって高血圧と高コレステロール血症はほぼ完全にコントロールできる時代となった。血圧とLDLコレステロールが十分に下がった状態では、糖尿病患者が脳心血管障害を発症しても死亡危険度自体は非糖尿病患者と同じレベルとなった（レベルA）[49, 50]。メタアナリシスによると、糖尿病患者ではスタチン内服によってLDLコレステロール値を40mg/dl下げると心筋梗塞死は25%減少し、80mg/dl下げると50%も減少する（レベルA）[49]。一方、降圧薬によって収縮期血圧を10mmHg下げると脳血管障害死は25%減少し、20mmHg下げると50%も減少する（レベルA）[50]。つまり、合併する高血圧や高コレステロール血症をしっかりコントロールすることが糖尿病治療の前提となる。

　一方、2010年以降の大規模観察研究により、糖尿病患者では非糖尿病

患者に比べて癌全体の発症リスクは1.2倍に（レベルA）[51, 52]、認知症リスクは2倍に増えることが明らかとなった（レベルA）[53, 54]。今や糖尿病患者の生命予後に最も強く影響を及ぼす疾患は癌と認知症であるといえる。さらに、日本人の大規模観察研究のプール解析によると（33万人）、糖尿病患者では非糖尿病患者に比べて肝臓癌、胆管癌、膵癌、結腸癌などの腹腔臓器由来の癌発症リスクが1.4～2.0倍増えることが明らかになっている（レベルA）[52]。これらの早期発見のためには各企業や自治体の癌検診に加えて定期的な腹部エコー検査が鍵となるであろう。これまで、医師も患者も血糖値やHbA1c、それに心血管障害、毛細血管障害に目を奪われていたが、これだけでは大きな落とし穴に落ちる。

　もう一つの重要な予後決定因子は低血糖である。低血糖発作が糖尿病患者に重大な事態をもたらす危険性についての報告（レベルA）[55-58]は次章でふれる。

　以上を踏まえると、糖尿病の治療を、血糖値を下げる、体重を減らすという問題だけに矮小化することは科学的に正しいとはいえない。薬によってHbA1cを下げても癌などによって早死にする可能性や認知症で苦しむ危険性が増すのであれば、苦労してHbA1cを下げることに意味はなくなる。

　糖尿病の治療に当たる医療従事者には、糖尿病以外の疾患への目配りが必要である。生活習慣がからむ食事や栄養という広汎な分野にわたる複雑な問題を糖質摂取量という一点だけに絞って見るのは危険であり、幅広い知識や見識が求められている。

4．HbA1cの目標値と低血糖の危険性

　上記の大規模比較介入研究を受けて2012年に欧米の糖尿病学会と老年医学会は合同ガイドラインを定め、HbA1cの目標値を大幅に改訂した（レベルA）[53, 54, 59]（図表2）。その目標値は改訂前の一律6.5%以下と比べるとずいぶんゆるめられ、70歳未満で0.5%（7.0%）、70歳代で1.0%（7.5%）、80歳代では1.5%（8.0%）もゆるめられた。80歳以上で重大な

合併症を多く抱えるフレイル高齢者についてはHbA1cを8.5%にまでゆるめるべきだという意見もある（レベルB）[60]。

一方、ランダム化比較試験により、厳しい治療群の低血糖発作の頻度がゆるやかな治療群に比べ2倍になることが示され（レベルA）[42, 44]、たった一回の低血糖発作が1.5年以内の心血管障害発症や総死亡リスクを約2.5倍に[55-58, 61]（レベルA）、7年以内の認知症発症リスクを2.5倍に悪化させることが報告された（レベルB）[62]。また、低血糖を発症した患者だけを前向きに追跡した最近の大規模観察研究によると、65歳以

図表2　世界のガイドラインは目標値をゆるめて個別化

条件	HbA1c	出典
健康な65歳未満	7.0% 6.5%（低血糖が起こらないなら）	ADA, EASD 2012
健康な高齢者 （65歳以上）	7.0〜7.5% 7.5%	IAGG 2012 AGS 2012
フレイル高齢者 （寿命5年以下、認知症、骨折、癌、心肺機能低下など）	8.0%	AGS 2012
さらにフレイル高齢者	8.5%	AGS 2012

ADA: American Diabetes Association, EASD: European Association for the Study of Diabetes
AGS: American Geriatrics Society, IAGG: International Association of Gerontology and Geriatrics

2012年のアメリカ・ヨーロッパ糖尿病学会、アメリカ・国際老年医学会のガイドラインは低血糖を起こしうる薬を使ってまでHbA1cを7.0%未満に下げないことを目標としているようだ。従来のHbA1c目標値の6.5%まで下げるなら低血糖を発症しないことを前提としている。これは2000年以降におこなわれた複数のランダム化比較試験とそのメタアナリシスによって、HbA1c8%台から7.5%まで下げた群と6.5%まで下げた群では総死亡が変わらないか、6.5%まで下げた群でかえって総死亡が増えたという結果を受けての方針変更である。

厳格なコントロールの最大の問題は、たった一回の低血糖発作は1.5年以内の総死亡を2.5倍に増やすことである。また、高齢者では低血糖発作が起こりやすいのでHbA1cの目標値はさらにゆるめられている。とくにフレイル（合併症が多く脆弱な）高齢者では8.0〜8.5%が目標値となっているので、治療が不要となる患者も多くなる。

上の高齢者で脂質異常、高血圧、肥満のうち2つ以上の冠動脈疾患危険因子を合併すると一回の低血糖発作によって虚血性心疾患の発症リスクは 4.6 倍に跳ね上がった [63]（レベル B）。

たった一回の低血糖発作がそれまでの良好な HbA1c コントロールの効果を無にしてしまう危険があることを考慮すると、一回たりとも低血糖発作を起こさせない最低の HbA1c を目標値として設定すべきであって、上記の国際的ガイドラインによる年齢別 HbA1c 目標値は本質からずれているという批判もある（レベル B）[56]。この批判には十分留意すべきで、一般的にインスリンや SU 剤はメトフォルミンの 1,000 倍もの頻度で低血糖を起こすので（レベル A）[64]、低血糖を一回でも起こさないためには SU 剤、グリニド剤、インスリンなどは慎重に処方すべきである（レベル A）[65, 66]。いわんやこれら薬剤を使ってまでして HbA1c を 6.5% 以下に下げるような治療はすべきではない（レベル D）[56, 57, 67]。

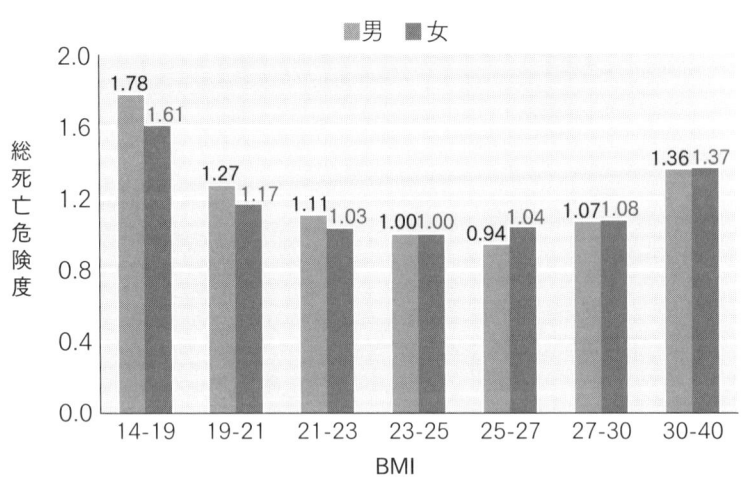

図表3　日本人の BMI と総死亡危険度

■男　■女

BMI	男	女
14-19	1.78	1.61
19-21	1.27	1.17
21-23	1.11	1.03
23-25	1.00	1.00
25-27	0.94	1.04
27-30	1.07	1.08
30-40	1.36	1.37

Sasazuki S et al. J Epidemiol 21, 2011

日本人の BMI と総死亡の関係を調査した大規模観察研究のプール解析（35 万人、追跡開始年齢 35 〜 101 歳、平均 12.5 年追跡）の結果は、最も死亡危険度が低い BMI は男で 25 〜 27、女で 23 〜 25 であり、長く信じられていた 22 とは大きく乖離していた。つまり、小太りの方が総死亡は低いという結果となった。BMI 22 という数字は長期観察研究からの科学的根拠によってつくられた基準値ではなかった。

5. 適正な体重（BMI）の維持

洋の東西を問わず BMI（Body mass index）は総死亡に大きく影響する（レベル A）[68、69]。脳心血管障害死だけでなく呼吸器疾患死や癌死を含めると、BMI がヒトの死亡に最も大きく影響を及ぼす因子の一つであることは間違いない。日本人による長期観察研究のプール解析によると（35 万人、追跡開始年齢 35 〜 101 歳、平均 12.5 年追跡）、最も死亡危険度が低い BMI は男で 25-27、女で 23-25 であり（レベル A）[70]、正常体重よりやや小太りであった（図表 3）。65 歳以上の高齢者に限定すると日本

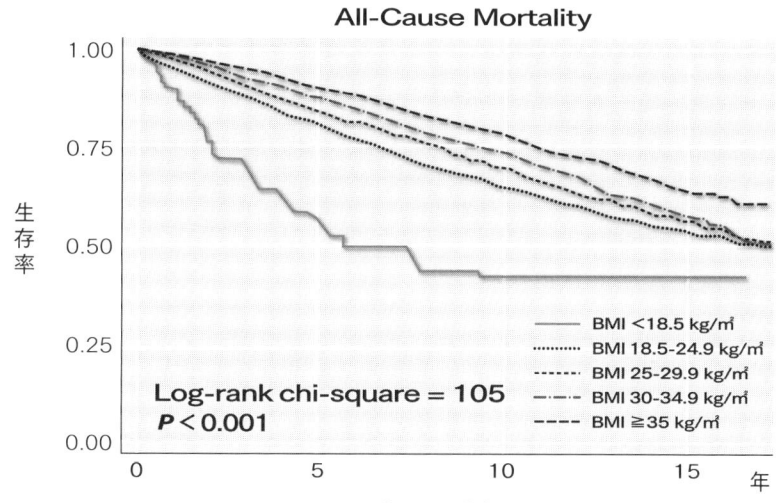

図表 4　糖尿病患者の BMI と生存率

Costanzo,P.C. et al. Ann Intern Med 162, 2015

アメリカから糖尿病患者の BMI と総死亡危険度についての大規模観察研究が 3 編発表になって、その結果は 3 編とも似かよっている。そのうち患者数で最大規模のデータを示した。痩せれば痩せるほど生存率は下がり、BMI が 18.5 未満の患者では 5 年後の生存率は 50% となっている。逆に肥満であればあるほど生存率は高い。この分野でも肥満パラドックスは成立している。

九州大学久山町研究によると糖尿病患者では脳心血管障害による死亡危険度が糖尿病ではない人たちと変わらない時代となっている。そのような現状では、糖尿病患者といえども癌死と呼吸器疾患死が中心と予測され、肥満パラドックスは日本人糖尿病患者でも成立するだろう。日本人の大規模観察研究の結果が待たれる。

人でも欧米人でもその死亡危険度は BMI 20 〜 30 ではほぼ平坦となり BMI < 20 では痩せれば痩せるほど上昇する（レベル A）[68, 71, 72]。

　糖尿病患者と BMI の関係はどうであろうか。欧米の糖尿病患者に限定した複数のコホート研究では、痩せた（BMI < 20）あるいは正常体重（BMI 22 〜 25）の糖尿病患者は肥満気味（BMI 25 〜 30）に比べて死亡危険度（とくに癌死、呼吸器疾患など）が上昇することが明らかになっている（レベル A）[73-75]（図表 4）。最近の 200 万人の大規模観察研究は糖尿病と密接に関連している認知症も BMI が低いほど発症しやすいことを報告している（レベル B/C）[76]。

　以上を考慮すると、BMI < 20 の患者への食事療法の導入は慎重にすべきで、むしろ"小太り"の方が長寿であることを念頭に置くべきである。

6. 糖質制限食の定義、分類とその課題

（1）三大栄養素の食後血糖値とインスリン分泌への影響

　食事負荷試験によると、三大栄養素のうち糖質だけが食後血糖を上昇させ、脂質やたんぱく質摂取はほとんど上昇させない（レベル A）[31-34]。さらに糖質摂取量と血糖値の上昇幅には正の関係があり、糖質摂取量が多いほど血糖値は上昇する（レベル B）[77]。インスリンは糖質摂取で急激に分泌されるが、血糖値が上がらない脂質の摂取ではほとんど上昇せず、たんぱく質の摂取ではわずかに上昇する（レベル A）[33]。

　以上が糖質制限食を糖尿病や肥満、脂質異常症の治療に適用する科学的根拠であり、逆にカロリー制限食が糖質制限食に比べこれらの疾患の治療において不利な立場となる理由でもある。

（2）糖質制限食の定義と分類

　糖質制限食の分類は、その制限の程度によってゆるやかな糖質制限食（Moderate low-carbohydrate diet）、厳しい糖質制限食（Low-carbohydrate diet）に大きく二分できる（図表 5）[78]。厳しい糖質制限では、ほとんどの糖質を制限する非常に厳しい糖質制限食（Very low-carbohydrate diet）

という一群がある。一方、エネルギー代謝という視点から分類すると、ケトン体産生性（Ketogenic）とケトン体非産生性（Non-ketogenic）に二分できる[78]。前者では人体の細胞のエネルギー源は主としてケトン体と脂肪酸であるのに対し、後者では第一に血糖であり、状況に応じて脂肪酸・ケトン体もエネルギー源となる。ケトン体産生性は厳しい糖質制限食に、ケトン体非産生性はゆるやかな糖質制限食に相当する。

およその糖質摂取量（絶対値、糖質比）とそれぞれの英文表記を図表5に示した。ゆるやかな糖質制限食と厳しい糖質制限食では人体における生化学的な反応は大きく異なっていることが予想されるので、糖質制限食の海外文献を読むときは上記のうちどのタイプの糖質制限食が使わ

図表5　糖質制限食（low-carbohydrate diet）の種類と定義

	生化学的分類	エネルギー源	糖質摂取量（g/日）糖質比%（1800kcal）	英文表記
厳しい糖質制限食	Ketogenic（ケトン体を大量に産生する）	一日中ケトン体（脂肪酸）	＜130g, ＜30%　＜50g, ＜10%	Low-carbohydrate diet　Very low-carbohydrate diet
ゆるやかな糖質制限食	Non-ketogenic（ケトン体をある程度産生する）	ケトン体血糖が混在	130～200g　30～45%	Moderate low-carbohydrate diet
カロリー制限食	Non-ketogenic（ケトン体産生しない）	ほぼ一日中血糖	＞200g　＞45%	High-carbohydrate diet　Low-fat diet　Energy-restircted diet
日本人平均			250～270g　55～60%（1800kcal）	

Feinman RD. Curr Diab Rep 11, 2011 を改変

糖質制限食は"ゆるやかな糖質制限食"と"厳しい糖質制限食"に大きく二分できる。厳しい糖質制限食には非常に厳しい糖質制限食（Very low-carbohydrate diet）、つまり目に見えるすべての糖質を摂取しないという一群がある。これらに加えて従来のカロリー制限食（高糖質食あるいは低脂肪食）と日本人の平均的な食事（1,800kcal）における糖質摂取量（g/日）と糖質比（％）を示した。糖質比を使う場合、常に総カロリー摂取量と組み合わせて使う。一方、糖質比に比べて糖質摂取量は絶対値なので直感的でわかりやすい。糖質制限食を臨床に応用する場合、糖質比ではなく糖質摂取量を使うべきである。

れているかに注意が必要である。

（3）分類と定義の課題

　糖質制限食の臨床家は糖質摂取量の絶対値を使うことが多い。一方、臨床栄養学や栄養疫学の専門家は総摂取エネルギーに対する糖質由来のエネルギーの比（糖質比）を用いることが多い。この問題については第8章に詳述した。臨床介入研究では糖質摂取量が、大規模観察研究では糖質比が記載されている論文が中心となっているので、論文を読む場合に注意が必要である。

　この表に示すように、1日の糖質摂取量はカロリー制限食で230g以上、ゆるやかな糖質制限食で130〜230g、厳しい糖質制限食で130g未満、非常に厳しい糖質制限食で50g未満とされている。しかし、この分類は基本的な問題を抱えている。それは、治療開始前の患者の糖質摂取量をまったく考慮していないからである。HbA1cが同じ8.0%の患者でも治療前の糖質摂取量が250g/日の患者もいれば500g/日の患者もいるので、それを無視した患者への栄養指導は不可能である。私たちは、個々の患者について治療前後の糖質摂取量の差を最も重視すべきであると考えている（レベルB）[27、28]。

7．ゆるやかな糖質制限食の特徴と適用

（1）特徴
①空腹時血糖値やHbA1cの低下はほとんどの症例で起こる（レベルA）[19、20、78、79]

　カロリー制限食と糖質制限食とでHbA1cおよび体重に有意な差はないという臨床研究も少なからず存在する。しかし、注意すべきは、有意差がないという研究のほとんどは摂取エネルギーを1,500kcal以下と低く抑えた条件下で両者を比較している点である。摂取エネルギーが必要最低エネルギーに近づけば近づくほど両者に差異をもとめること自体が無意味になることは生理学的には当然なので、糖質制限食の利点は隠さ

れてしまうと考えるのが合理的であろう（レベルB）[80-83]。摂取エネルギーを日本人の平均である 1,700 ～ 1,800kcal に設定して二つの食事療法を比較すれば、血糖コントロールは糖質制限食の方が優れている（レベルB）[79, 84, 85]。ただ、血清 HDL- コレステロールと中性脂肪の改善効果については低カロリー下でも糖質制限食の方が優れている（レベルA）[18-20]。

②体重減量効果はカロリー制限食と比べると優れている（レベルB）[21]

　カロリー制限食 vs. 糖質制限食のデザインで体重減少の比較をしたとき、どちらに軍配が上がったとしても体重減少の平均値に二群間で大きな差はない。どちらの食事療法を実行しても体重変化の個人差は著しく大きい。つまり、体重減少はそれぞれ個人的な要因と複雑に関係しており単純化は難しい（レベルB）[86]。一例として、インスリン抵抗性が高い人は糖質制限食が有利で、それが低い人はカロリー制限食が有利という複数の報告がある（レベルC）[86]。しかしながら、数カ月間の短期で比較すると糖質制限食が優れているが、2 年後に比べるとどちらの食事療法でも違わないという報告もある（レベルC）[87, 88]。

　また、体重の減量に関するランダム化比較試験は以下のような根本的な問題を内包している。体重減量に関してカロリー制限食と他の食事療法とを比較したランダム化比較試験はたくさんあり、デザインが雑多で結果もばらつきが大きい。この状況を整理するためにこれまでの研究の根本的な問題を熟慮の上デザインしたメタアナリシスが 2015 年に発表された [21]。体重減量の評価を主目的とし、少なくとも 1 年以上で食事療法だけのランダム化比較試験はわずか 53 編であることを突き止め、基準となるカロリー制限食に対して比較すべき食事療法を三つ（糖質制限食、高脂肪食、被検者が介入以前に食べていた従来食）に分類し、それぞれについてメタアナリシスをおこなった。それによると、カロリー制限食が体重の減量で優れていたのは従来食に対してだけで、糖質制限食と比べると有意に劣っていた。検討の末たどりついた結論は、カロリー制限食の効果が勝っているかどうかの評価は比較対象となった食事療法への研究者の熱意に依存するということであった [21]。当然のことでは

あるが、食事療法の比較研究では、研究者の当該食事療法に対する熱意、そしてそれに呼応する患者の熱意が研究結果を大きく左右する事態を生みやすい。つまり研究者および被験者たる患者の恣意が結論に入り込みやすい傾向があることには十分な注意を払うべきである（レベルA）。この種のランダム化比較試験の実施にあたってはよほどしっかりしたデザインを組まないと客観性の保持が難しくなる。

③血清脂質の変化

HDLコレステロールの上昇、中性脂肪の低下は糖質制限食を実行したほとんどの症例で認められる。一方、LDLコレステロールについては報告によりまちまちであるが、メタアナリシスでは有意な低下が認められている（レベルA）[18-20]。

④糖質制限食はカロリー制限食に比較して脱落率が低い（レベルA/B）[89]

日本人の平均である約1,800kcalを摂取していた患者に1,500kcal以下のカロリー制限食を導入すると、激しい空腹感に耐えられずに脱落する率が高くなる。誰も厳しい空腹感は耐え難いものであることはいうまでもない。一方、糖質制限食では脂質摂取を制限しない、つまりカロリーを制限しないため、煩わしいカロリー計算から解放されかつ空腹感が軽くなる。脱落率が低いのはそのためであろう。ただし、糖質の大量摂取者で糖質に嗜癖がある患者についてはその限りでない。

⑤糖質制限食では食欲が低下する（レベルB）[27, 28, 31, 90, 91]。

日本でも欧米でも糖質制限食によって食欲が減ることが明らかになっており[31, 90]、その結果、総摂取エネルギーは減少する[27, 28, 91]。その理由は未だ明らかではないが、インスリンやレプチンの関与が想定されている[31, 90]。

（2）糖尿病にゆるやかな糖質制限食を適用する上での留意点

① BMIによる適用制限

ゆるやかな糖質制限食は体重の減少を伴うので、糖尿病患者で治療前のBMI ≧ 22なら躊躇せずに薦めてよいが、BMIが20〜21ならば体重が減ることの利点と欠点について患者とよく相談してから開始すべきで

ある（レベルB）[20]。

　BMI＜20の患者には糖質制限食の導入を慎重にすべきである。患者の希望によってどうしても導入にふみきるときは、上記のBMIと死亡危険度の関係を十分に説明すること、そして体重の減少には最大限の注意を払うことが必要である。

② HDLコレステロールと中性脂肪が異常を示す場合

　HDLコレステロールが低値の患者や中性脂肪が高値の患者には、ゆるやかな糖質制限食は問題なく推奨できる（レベルA）[18-20]。

③ LDLコレステロール値が高い場合

　高LDLコレステロール血症を合併した糖尿病患者は虚血性心疾患の発症危険率が高く、ゆるやかな糖質制限食によってもLDLコレステロールを確実に虚血性心疾患の予防効果がある領域にまで低下させうるとはいえない。それに関連して、糖質制限食によって体重が5kg以上減少した後にはLDLコレステロール減少の効果はなくなるか逆に上がり始めるという報告がある（レベルC）[92]。

　すでにHbA1cが十分にコントロールされた糖尿病患者でLDLコレステロール値が十分に下がらない場合、さらに糖質制限を厳しくすべきではない（レベルD）[19, 20]。このような場合、スタチンを服用すればLDLコレステロールの減少は容易である。LDLコレステロール値を40mg/dl下げるごとに虚血性心疾患の発症は25％低下するので（レベルA）[49]、糖尿病患者でLDLコレステロール値が高い場合、積極的にスタチンを併用すべきである。

8. ゆるやかな糖質制限食による治療の実際

　世界的に見て患者、医師、管理栄養士の三者にとって臨床的に実用可能な糖質制限の方法を求めて臨床研究を積み重ね、その結果を詳細に記載しているグループは私たちの他にはみあたらない。そこで、私たちが日本人の糖尿病の治療のため最近の12年間に発展させたCARDという方法を中心に解説する。CARDとはcarbohydrate-reduced diet（糖質を

減少した食事）の略である [79]。

（1）治療前の糖質摂取量とHbA1cの関係

　糖質制限食を実行していない糖尿病患者の1日の糖質摂取量は140〜600g、HbA1cは6.5%〜15.0%までと共に幅広く分布する（レベルB）[27, 28]。そして、糖質摂取量（g/日）とHbA1cには正の相関があるが、糖質比とHbA1cの関係は証明されなかった（レベルC）[27]。つまり、治療前の糖質摂取量が多ければ多いほどHbA1cは高くなる [27]。糖質制限食を指導する場合に糖質摂取量（g/日）が主に使われているが、糖質比はカロリー制限食を指導するときに管理栄養士が中心となって使っている。私たちが糖質制限食を指導し、患者がそれを実行するとき、どちらを使うべきかについては後に詳細に議論する（8節　糖質比、糖質摂取量と栄養指導の課題）。

（2）治療前のHbA1cに応じて4段階に糖質摂取量を制限する

　糖尿病患者の糖質摂取量は幅広く分布している。そのため、患者に対して一律に、たとえば糖質摂取量150g/日の糖質制限を指導すれば、ある患者にとっては－400g、ある患者にとっては＋10gという齟齬を生じることになる。したがって、初診時のHbA1cに応じて糖質量の段階的制限を指導するのがより合理的である（レベルB）[27, 28, 79, 85, 93, 94]。

　とはいっても、症例ごとに糖質摂取量を計算しながら指導するには多大な労力を要し現実的でない。図表6に示すように、治療前のHbA1cに応じて糖質制限の方法を0.5CARD（週4日夕食のみ糖質制限）、1CARD（毎日夕食のみ糖質制限）、2CARD（毎日朝食と夕食を糖質制限）、3CARD（毎日毎食糖質制限）に層別化して指導する。この方法は患者、とくに高齢者にもたいへんわかりやすく実用的である。

　ただし、HbA1c≧12%の患者に対しては3CARDを1〜3カ月と期間を限定して指導するが、HbA1cが10%未満に低下した時点で2CARDへ、9.0%未満になったら1〜1.5CARD（週4日朝食から制限＋毎日夕食から制限）へと段階的にゆるめる。長期間の厳しい糖質制限を実施すべ

図表6　HbA1cの重症度に応じて糖質制限を層別化

初診時のHbA1c（%）	糖質制限の方法
≦7.4%	週4回夕食（0.5CARD）
7.5〜8.9%	毎日夕食（1CARD）
9.0〜11.9%	毎日朝食と夕食（2CARD）
≧12.0%	毎日3食（3CARD）

＊ HbA1cが改善したら，糖質制限を一段階ゆるめる
CARD: Carbohydrate-reduced diet の略
Haimoto H et al. Diabetes Res Clin Pract 79, 2008, Haimoto H et al. Diabetes Metab Syndr Obes 5, 2012
Haimoto H et al. Nutr Metab 11, 2014, Sasakabe T et al. Metabolism 64, 2015

　私たちNPO法人日本ローカーボ食研究会の治療方針である。2008年の最初の臨床研究から一貫してこの方法を使っている。その根拠は、未治療の糖尿病患者の糖質摂取量（g/日）とHbA1cは正の相関を示すところにある。つまり、糖質摂取量が多いほどHbA1cが高い。日本人の未治療糖尿病患者では糖質摂取量は140〜600g/日と極めて幅広い。糖尿病患者を一律に150g/日まで制限するのは治療前の個々の患者の糖質摂取量を無視しているので実用的ではなく、厳しい制限を患者に無駄に負荷することになる。
　そのような背景で初診時の（未治療糖尿病患者）HbA1cに応じて糖質を制限する量を層別化する方法を考案した。CARDはcarbohydrate-reduced dietの略で、私たちの最初の論文に記載した[79]。0.5CARD（週4回夕食のみ糖質制限）、1CARD（毎日夕食のみ糖質制限）、2CARD（毎日朝食と夕食を糖質制限）、3CARD（毎日毎食糖質制限）に層別化しているが、最近では1.5CARD（毎日の夕食と週4回の朝食を糖質制限）もしばしば用いている。

きではない（レベルD）。これは、長期の厳しい糖質制限が総死亡を増やすという大規模長期観察研究からの報告（レベルA）[22-26, 37, 38]に対応した指導法である。

（3）糖質制限量とHbA1cとの関連
　0.5CARDから2CARDによって2型糖尿病患者を治療した場合の糖

質摂取量の変化量と HbA1c の変化量の関係を図表 7 に示した [27, 28]。軽症（平均 HbA1c6.9%、平均糖質摂取量 252g/ 日、0.5CARD を指導）の患者群では、平均 − 74g/ 日の糖質制限によって HbA1c は 6.3% まで下がった。中等症（平均 HbA1c8.1%、平均糖質摂取量 282g/ 日、1CARD を指導）では − 117g/ 日の糖質制限で 7.5% まで下がった。この間、糖尿病薬を内服した患者数は 25 人から 13 人へ半減した。糖尿病薬の内服患者を除

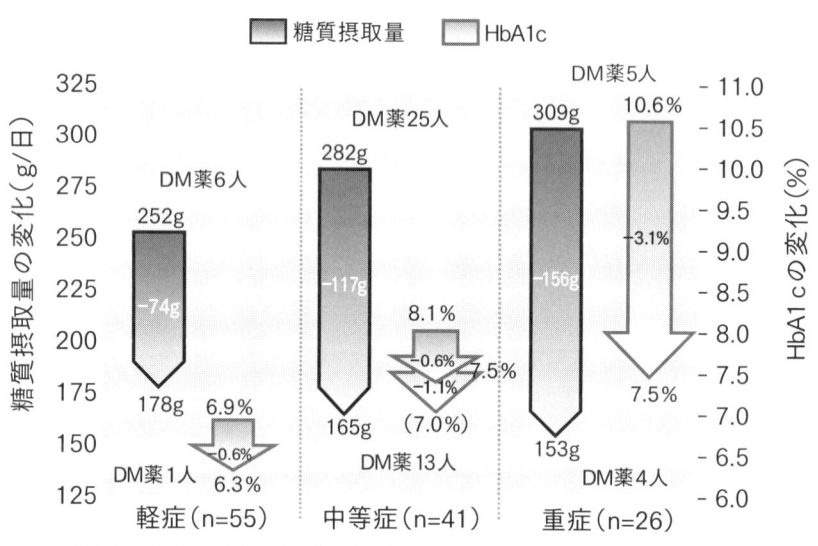

図表 7　HbA1c の重症度に応じた 3 段階糖質制限の効果

■ 糖質摂取量　□ HbA1c

軽症（n=55）：DM薬6人 252g → DM薬1人 178g（−74g）、6.9% → 6.3%（−0.6%）
中等症（n=41）：DM薬25人 282g → DM薬13人 165g（−117g）、8.1% → 7.5%（−0.6%）、(7.0%)（−1.1%）
重症（n=26）：DM薬5人 309g → DM薬4人 153g（−156g）、10.6% → 7.5%（−3.1%）

（%）は糖尿病薬の内服患者を除いた場合　　Haimoto H et al. Nutr Metab 12, 2014

　0.5 〜 2CARD の方法による効果を以下にまとめてみた。軽症（平均 HbA1c6.9%、平均糖質摂取量 252g/ 日、0.5CARD を実施）の患者群では、平均 − 74g/ 日の糖質制限によって HbA1c は 6.3% まで下がった。中等症（平均 HbA1c8.1%、平均糖質摂取量 282g/ 日、1CARD を実施）では − 117g/ 日の糖質制限で 7.5% まで下がった。この間、糖尿病薬を内服した患者数は半減した。糖尿病薬の影響を排除するために内服患者を除くと平均 HbA1c は 8.1% から 7.0% まで下がった。重症（平均 HbA1c10.6%、平均糖質摂取量 309g/ 日、2CARD 実施）では − 156g/ 日の制限で平均 HbA1c は 7.5% まで下がった。このような重症患者では数カ月治療後に HbA1c の改善に伴って糖質制限をゆるめることも可能である。
　この方法は HbA1c の重症度や糖質摂取量のいかんにかかわらず HbA1c は 7.0% 前後になり、到達した糖質摂取量は 150 〜 180g/ 日となる。HbA1c の重症度に応じて糖質制限を層別化する方法は、臨床的にたいへん優れているし、無駄な厳しい制限を回避することができる。

くと平均 HbA1c は 8.1% から 7.0% まで下がった。一例をあげると、糖尿病薬を内服していない患者の HbA1c が 8.0%、糖質摂取量が 300g/ 日の場合、約− 120g の糖質制限を実行すると糖質摂取量 180g/ 日となり HbA1c は 6.9% まで下がることを示している。重症（平均 HbA1c10.6%、平均糖質摂取量 309g/ 日、2CARD を指導）では− 156g/ 日の制限で平均 HbA1c は 7.5% まで下がった。たとえば HbA1c10.0% で糖質摂取量が 500g/ 日の患者では約− 160g の糖質制限、つまり 340g/ 日まで落とせば HbA1c は 6.9% まで下がるので、それ以上厳しい糖質制限は不必要なことを示している。このような重症患者では数カ月の 2CARD による治療後に HbA1c の改善に伴って糖質制限をゆるめることも可能である。

　後述するように、この方法は無駄で厳しい糖質制限を長期間継続することによる潜在的な危険性を避けることができる。また、初診時の HbA1c の高低に関わらず 6 カ月後の平均 HbA1c を 7.0% 前後にまで下げることが可能で、この間に SU 剤を中心とする糖尿病薬内服患者数を半減することもできた（レベル B）[27, 79, 85, 93, 94]。糖質摂取量をさらに厳しく制限すると内服患者数は 1/10 以下にまで減らせたという報告もある（レベル C）[91]。ただし、HbA1c 7.5 〜 9.0% の群で SU 剤、グリニド剤、DPP4 阻害剤などを減らしすぎると HbA1c の十分な低下が得られない場合もある（レベル B）[27, 79, 85, 93]。

（4）糖質摂取量の簡単な計算によってきめ細かい制限を指導

　患者の糖質摂取量を栄養管理専用ソフトで正確に計算する方法は研究手段としては重要であるが、多大な労力を必要とするので実用的ではない。指導した制限量を守らずに制限しすぎる患者、まったく制限しない患者などさまざまな自由行動下の外来患者を対象とする臨床では、治療前、治療開始後 3 カ月目、6 カ月目にそれぞれ 3 日間の食事日記をつけてもらい、その期間中の糖質摂取量について専用ソフトを使わないで短時間（およそ 10 分）に計算し推定する簡便な方法があるので紹介する。
①糖質含有量が多いご飯、麺、パン、芋、小麦由来の皮（餃子、シュウマイなど）だけに集中して計算する。

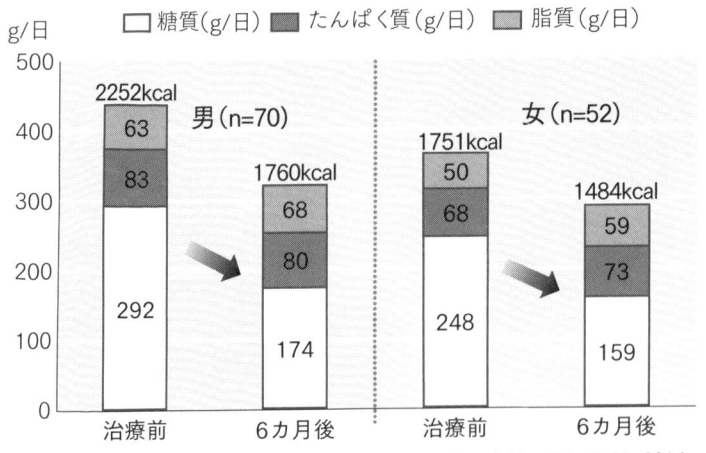

図表8 治療前後の主要栄養素の変化（n=122）

□糖質(g/日) ■たんぱく質(g/日) ■脂質(g/日)

男(n=70) 治療前: 2252kcal（糖質292、たんぱく質83、脂質63）　6カ月後: 1760kcal（糖質174、たんぱく質80、脂質68）

女(n=52) 治療前: 1751kcal（糖質248、たんぱく質68、脂質50）　6カ月後: 1484kcal（糖質159、たんぱく質73、脂質59）

Haimoto H et al. Nutr Metab 11, 2014
Sasakabe T et al. Metabolism 64, 2015

　治療前後で主要栄養素を解析すると、男女ともに共通点は糖質摂取量が大幅に減るが、それに見合うだけの脂質摂取量が統計学的には有意に増えるものの、その絶対値は男でわずか5g/日（エネルギー換算で45kcal）、女で9g/日（エネルギー換算で81kcal）であった。その結果、大幅に摂取エネルギーは低下した。一方、たんぱく質摂取量は男では3g/日の低下、女では5g/日の増加で全体として有意には増えなかった。糖質摂取量の減少による大幅な摂取エネルギー低下はアメリカからの報告と同じで、糖質制限そのものが食欲を低下させることを示している。

②もし大量に食べている食品が見つかればそれを無視せずに計算に加える。
③それぞれのメニューに含まれる味付けの糖質は基本的に無視してよいが、もしも大量に摂取している場合には計算に入れる。

　私たちの経験ではこの簡便法による計算は専用ソフトを使った計算に比べて、糖質摂取量が300g/日前後なら誤差は30g/日程度に納まるので、十分に実用に耐える。この方法により治療前と治療中の糖質摂取量の差を求めると、治療中にもかかわらず十分なHbA1cの低下が得られない場合にその原因を発見しやすくなるので、患者にきめ細かい修正を指導することができる。

（5）CARD による主要栄養素と総摂取エネルギーの変化

　日本人では毎月の糖質制限食の栄養指導により脂質摂取量は統計学的には有意に増えるが、絶対量の増加は 5-10g/ 日とほんのわずかであった（レベル C）[27, 28]。その結果、大幅な糖質摂取量の減少に見合うだけの脂質摂取量の増加とはならず、総摂取エネルギーが減る（図表 8）。加えて、糖質制限を実行すると往々にして食欲が低下するので（レベル B）[31, 90]、結果として糖質制限食により日本でもアメリカでも摂取エネルギーが低下すると考えられている（レベル B）[27, 28, 91]。一方、治療前後の微量栄養素の変化についての報告はまだない。

（6）CARD による脂質とたんぱく質の摂取量

　ゆるやかな糖質制限食では脂質摂取を制限しないので、日本人の脂質摂取量と死亡危険度の関係を理解しておくべきである。このテーマで実施された大規模観察研究は二つある [95, 96]。日本人の総摂取エネルギーに対する脂質由来のエネルギーの比率（脂質比）は 16 〜 30％に分布しており、この二つの研究は共に、男女で多少の違いはあるにせよ基本的には脂質摂取量が多いほど死亡危険度は低くなることを報告している（レベル B）（図表 9）。

　世界的に死亡危険度が低いとして名高い地中海式食事の脂質はオリーブ油が中心で、その脂肪比は 40％にも到達している（レベル A）[97]。また、欧米の一般住民の食事調査では脂質比が 30 〜 45％に及んでいるが、脂質比は多くても少なくても死亡危険度に有意差はなかった（レベル A）[98, 99]。

　たんぱく質の摂取で課題となっているのは赤肉の摂取量（豚、牛、それらの加工品）である。日本人の赤肉摂取量は 15 〜 80g/ 日に分布しており（レベル A）[100, 101]、摂取量と死亡危険度とに関係は認められなかった（レベル B）[101]。一方、欧米人は 120g/ 日以上に分布しており、摂取量が多いほど死亡危険度は増える（レベル B）[102]。日本人の赤肉摂取量は 100g/ 日以内なので総死亡で見る限り問題はないが、この範囲内でも糖尿病の発症が増えるという報告もあるので、赤肉の摂取量増加に

図表9　日本人の総脂質摂取量と総死亡危険度
（誤差線は 95％信頼区間を示す）

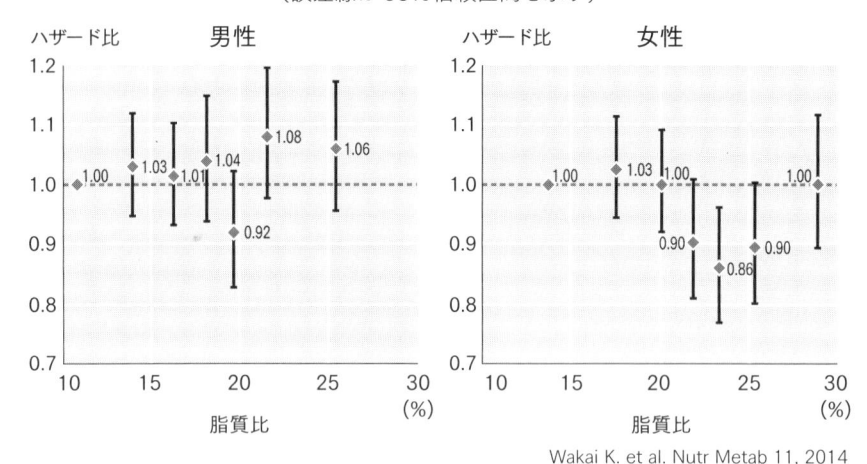

[男性および女性のハザード比グラフ]

Wakai K. et al. Nutr Metab 11, 2014

　世界には4つの脂質摂取量と総死亡危険度に関する大規模長期観察研究があるが、そのうち2つ（名古屋大と岐阜大）を日本人が占めている。2つの結果は男女差があるにせよ、脂質摂取量が多いほど総死亡危険度は減るという結果となった。若井らは5.8万人を平均19年追跡して、脂質比が増えるにつれて女性の死亡危険度が減り脂質比25%前後で死亡危険度は最低となるが、男では脂質比と死亡危険度との間に関係がないことを示した。この研究は質問紙法を使っており脂質比25%を私たちが臨床で使う食事日記法と比較するとだいたい脂質比28%に相当すると論文に記載されている。現在日本人の脂質比の平均値は23%であるから、さらに多く摂取した方が死亡危険度は下がることを意味している。

は注意を払うべきである（レベルC）[100]。

（7）CARDによる体重、血清脂質の変化

　すでに述べたように糖質を制限すればするほどHbA1cは下がる。しかし、BMIや血清脂質（HDLコレステロール、中性脂肪、LDLコレステロール）については、Δ糖質摂取量（治療後糖質摂取量－治療前糖質摂取量）(g/日)とΔBMI（治療前後の差）およびΔ血清脂質との間に相関は見られない（レベルB/C）[27, 28]。その一因として、糖質制限食後のインスリン分泌量に患者個人による差が大きいことや、体重や血清脂質を制御するシステムは血糖よりも複雑であることが考えられる。また、服薬治療中の糖尿病患者では併用する糖尿病薬の影響も見逃せない。最近の

研究ではΔ糖質摂取量が男性のΔ内臓脂肪と正の相関を示すという報告もある（レベルC）[28]。

肥満や脂質異常症の患者に糖質制限食を指導する場合には、制限すればするほど体重や血清脂質が改善するというわけではないことを事前によく説明すべきである。

（8）糖質比、糖質摂取量と栄養指導の課題

臨床栄養学では主要栄養素の摂取量を絶対値よりも総摂取エネルギーに対する糖質比（エネルギー％）や脂質比で示すのが主流となっている。ところが、糖質制限食を指導する場合、比率よりも糖質摂取量の絶対値が重要である。なぜなら、一口に糖質比60％といっても2,000kcalと1,600kcalでは1日の糖質摂取量の絶対値は300gと240gで60gも異なり、これはご飯にしておよそ1杯分の糖質量に相当する。糖質負荷試験では糖質摂取の絶対値（gであって％ではない）に依存して食後血糖値が上がることが明らかになっている（レベルB）[77]。さらに、総摂取エネルギーに変化がないという条件下では糖質比の変化は意味を持つが、多くの場合糖質制限食を実行すると総摂取エネルギーも大幅に低下するので、糖質比の変化と糖質量（絶対値）の変化とは大きく乖離してしまう。また、患者への指導には各食品に含まれる糖質量とその摂取をどのくらい減らすかを指導する方が具体的でわかりやすく、エネルギー比で指導するのは現実的ではない。

意外にも、これまで未治療の2型糖尿病患者における糖質摂取量とHbA1cの関係はほとんど研究されていない。ましてや食品別の糖質摂取量とHbA1cとの関係を調査した研究はない。食品の頻度調査法（FFQ）や24時間思い出し法を使った調査では、総エネルギー摂取に対する糖質比とHbA1cには有意な正の関係がない、あるいは逆相関するという報告がある（レベルC）[103-105]。FFQなどでは糖質摂取量の絶対値は正確に計算できないし、これらの調査には糖尿病薬やインスリンの使用患者が50〜100％と数多く含まれていた。一方、私たちはFFQではなく主要栄養素摂取量の絶対値を比較的正確に計算できる3日間の食

事日記解析によって、食事療法を開始する前の糖質摂取量（絶対値）とHbA1cには有意な正の関係があることを報告し、その関係は総摂取エネルギーで調整しても揺るがなかった（レベルC）[27]。しかし、この調査にも糖尿病薬を内服している患者が30%含まれているという弱点があった。

今後、未治療の2型糖尿病患者における糖質摂取量や食品別糖質摂取量とHbA1cの関係が明らかとなれば、どの食品由来の糖質摂取がHbA1cをより上昇させているかの順位付けが可能となる。例えば日本人では主食（米、パン、麺）由来と非主食由来（果物、砂糖、ケーキなどの嗜好品、ソフトドリンク、アルコールなど）のどちらの糖質摂取がよりHbA1cを上げるのか、米は麺やパンよりもHbA1cを上げやすいのか、ソフトドリンクや果物の影響はどうなのかなど、広くより精密なデータベースをつくる必要があろう。実現すれば、患者個別の食生活に応じたよりきめ細かな指導が実現できるし、より安全で効果的な食事指導が可能となるだろう。

9. CARDによる併用糖尿病薬の減量

糖質制限食によって糖尿病薬の使用を減らせることは多くの研究で示されている（レベルA）[27, 79, 85, 91, 93]。しかし、糖質制限食と併用糖尿病薬との相乗効果、中でも低血糖の誘発に関するエビデンスは未だ十分に蓄積されていない。以下は私たちの治療経験で、なにより低血糖発症の予防を第一としたので、SU剤、クリニド剤、インスリンの使用については慎重となっている（レベルA）[56-58, 65-67]。

強力なHbA1c低下作用がある薬剤を早めに減らしたときや投薬量を減らしすぎたときには当然HbA1cが悪化することがある。悪化が起こるかどうかは患者の食事コンプライアンス、薬の効果の程度、投薬前のHbA1c、インスリン分泌能、運動量の変化など複数の要因が絡むので予想できないこともある。しかし、投薬を減らさないで低血糖発作を起こすよりは、多少HbA1cが悪化する可能性を患者にあらかじめ伝えて

減らした方がはるかに安全である。

（1）SU 剤とグリニド剤

　糖質制限食の開始から6カ月間は糖尿病薬を併用しない方針としているが、問題となるのはすでに糖尿病薬の内服治療をしている場合である。中でも、膵臓の β 細胞に直接働いてインスリンの分泌を強制的に促進させることで強力に血糖値を下げる効果があるＳＵ剤とグリニド剤はしばしば低血糖を誘発するので（レベルA）[65, 66]、その適切な減量が課題となる。とくに高齢者では低血糖は認知機能やQOLの低下と密接に関連するし、無症状の低血糖も多いので投薬は可能な限り避けるべきである（レベルD）[66, 106]。また、体重増加やそれに伴って心不全を起こしやすいという弱点もある（レベルA）[107]。

　以下に注意点をまとめた。
①一回も低血糖が起こらないように配慮する。
②糖質制限レベルのいかんにかかわらず、すでに内服しているSU剤とグリニド剤を1/2以下に減量する。
③治療前にはインスリン値、できればOGTT負荷などによって予めインスリン分泌能を明らかにしておいた方が長期的な治療計画を立てやすい。
④食事指導開始後2カ月間は、1～2週間ごとに来院させ血糖値と食事内容（制限をしているか、制限しすぎていないか）を確認する。
⑤1カ月後にHbA1cが下がってきたら、SU剤やグリニド剤をさらに減らすか投薬を終了するかを検討する。低血糖はHbA1cが8.0％前後から起こりやすくなる（レベルB）[56, 64]。
⑥それまで糖質制限を実行していないSU剤やグリニド剤の内服患者が、突然糖質制限食を無断で開始すると低血糖症を発症する可能性が高い。開始するときは事前に必ず医師に相談するよう伝えておく。

（2）それ以外の糖尿病薬
①ビグアナイド剤（メトフォルミン）

世界的には糖尿病薬物治療の第1選択薬で欧米の患者の7～8割が内服している（レベルA）[40, 41]。肝臓における糖新生を抑制してインスリン抵抗性を改善する薬剤であるため、低血糖はおこりにくい（レベルA）[64]。したがって糖質制限開始時に減量する必要はないし、併用してよい。糖質制限食との相性はよく、メトフォルミン服用の利点として癌発症の減少がある（レベルA）[108, 109]。しかし、以前から言われていた脳心血管系障害とその死亡の減少に関しては、近年になって効果がはっきりしないという報告が増えている（レベルC）[110-112]。

　メトフォルミンの効果は1,000mg以上で明らかとなることが多いので、体重低下や便通異常などの副作用が発現した場合には注意してゆっくりと増やし、認容性がない場合には少量減らす方針とする。BMI＜20の低体重の患者には使いにくい。また、高齢者、腎機能障害、肝機能障害がある場合には慎重投薬が必要で、なかでも80歳以上ではさらに慎重な投薬が必要である。

② DPP4阻害剤

　食事をすると消化管で分泌され膵臓に作用してインスリンの分泌を促すインクレチンというホルモンの寿命を延ばして膵臓のインスリン分泌能を間接的に高める目的で開発された薬剤であるが、2型糖尿病患者に投与すると結果的にはグルカゴン分泌抑制のみが起こり、これが主な血糖降下作用を発揮する。作用機作からみても単独では低血糖を起こしにくく、メトフォルミンとの併用もしやすい。糖質制限食とも併用しやすい薬剤である。ただし、SU剤との併用は低血糖を起こしやすい。

③ αグルコシダーゼ阻害剤

　デンプンの分解酵素を阻害する薬剤で腸管におけるデンプンの分解を抑制するため、食事前に併用する。糖質制限食と相性はよいが、効果は限定的で個人差が大きい。

④ チアゾリジン剤（ピオグリダゾン）

　脂肪細胞（多くの場合肥大化している）に働いてインスリン抵抗性を改善する薬剤であるが、作用機作がかなり複雑なため糖質制限食との相性は不明である。副次効果として体重の増加を伴い、心不全を併発してい

る患者には使えない弱点がある [107]。効果も限定的で個人差も大きい。

　（補遺）SGLT-2阻害剤
　腎臓の腎糸球体で血液から一旦濾過された血糖を近位尿細管でナトリウムの再吸収と共役して能動的に再吸収する輸送体「SGLT-2」の働きを阻害することで血糖値を下げる薬剤である。再吸収されなかった糖は尿糖として体外に排泄され、食事により摂取した炭水化物の相当量をまったく利用することなく捨てることになる。ブドウ糖は、生物にとって貴重な第1選択肢のエネルギー源である。この薬剤の服用により、当然のことながら通常は無菌状態の尿の排出経路で細菌汚染が起こりやすくなり、やがて炎症を発症するリスクが上昇する。また、ナトリウムとブドウ糖の再吸収阻害は尿細管における浸透バランスを崩すので、原理的には水の再吸収も阻害して尿量の増加をもたらす。
　糖質制限食と併用する場合、機序は違うが体重が減るという共通の特徴があり、低体重の糖尿病患者には使えない。また、糖質制限食との併用は低血糖を誘発する危険も考えられる。私たちの約1年間の使用経験でも1カ月以内にケトアシドーシス発症、3カ月後に8kgの体重激減と易疲労感を伴うケトーシスの合併、1.5カ月後に脳梗塞発症、その他に膀胱炎や膣炎発症などの理由によって短期間で中止せざるをえなかった症例が少なからず見られた。また、ほとんどの患者で排尿回数がおよそ2倍に増加した。発癌を含む長期予後も明らかではないので、長期投薬には慎重にならざるをえない。

10．CARDとインスリンとの併用

　糖質制限食の介入研究でインスリンの減量を主なアウトカムとしたエビデンスはないが、インスリンの分泌量が減るという報告は複数ある（レベルB）[91, 113]。以下に日本ローカーボ食研究会のインスリン管理法を示す。いずれにせよ低血糖を一回も起こさないような管理を目指すべきである。

①自己血糖測定について
　まずインスリン量を決めるために各食事の前後で血糖値を自己測定するように指導する。血糖値の測定は必ず食前および食後1時間〜1.5時間とし、前後の差を計算する。安定した状態では毎日6回もの測定をする必要はなく、1日目は朝食前後、2日目は昼食前後、3日目は夕食前後、4日目は測定を休むこととし、このサイクルを繰り返す方が患者に無理がない。血糖値を測定したときの食事のメニューを簡単に記載してもらえばおよその糖質摂取量とΔ血糖値の関係がよく理解できる。

②持効型インスリンについて
　持効型インスリンは最も使いやすい。超速効型インスリン注射と、持効型インスリン、糖質制限食の三者併用に抵抗がある場合には、朝食あるいは朝食と夕食で糖質制限を実行した上に寝る前一回の持効型インスリンを打ち、さらにメトフォルミン、DPP4阻害剤、αグルコシダーゼ阻害剤などを併用する。

③1〜2CARDを実施する場合
　糖質制限食を朝夕食で実施する場合（2CARD）、寝る前に持効型、昼食前に超速効型インスリンを使う。糖質制限食を夕食に実行するならば（1CARD）、寝る前に持効型、朝昼食前に超速効型インスリンを使う。

④糖質制限をしない食事前
　原則として超速効型インスリンを食前に注射する。投薬量は食事前後の血糖値の差を考慮して決める。糖質を摂取するが患者の希望によって超速効型インスリンを打ちたくない場合、メトフォルミン、DPP4阻害剤、αグルコシダーゼ阻害剤などをその患者の状況に応じて処方することもある。

⑤糖質制限食を実施する食事前
　糖質制限食の前にはインスリンを注射しないのを原則とする。しかし、糖質制限を実行しても前後の血糖値差が＋50mg/dlを超える場合には少量の超速効型インスリンを使うこともある。

⑥低血糖を極力避けるための処置
　低血糖を起こしうる糖尿病薬を使ってまでHbA1cを7.0％未満に低

下させるべきではない（レベルD）[8、56、57]。朝・昼・夕食前の空腹時血糖値には十二分に留意し、100mg/dl 以下には下げない方がよい（レベルB）[56]。低血糖は HbA1c 8.0% 前後から開始するときに起こりやすいことが知られている（レベルB）[56、64]。

⑦突然の糖質制限食開始に注意

今まで糖質制限食を実行していないインスリン治療中の患者が、突然この食事療法を開始すると低血糖が発症する可能性が極めて高いので、患者にはこの食事療法を始める気になったら必ず事前に医師へ相談するように伝えておく。

11. ゆるやかな糖質制限食の副作用と対策

（1）短期の副作用（およそ1年以内）

副作用は便秘以外にほとんど指摘されていない。下剤の処方を必要とする患者はまれである。

ゆるやかな糖質制限食による治療前後でたんぱく質摂取量は変化しないと報告されている（レベルC）[27、28]。また、一部で血清クレアチニン（Cr）や尿酸値の上昇が懸念されているが、2年間のゆるやかな糖質制限食による治療では Cr の上昇だけでなく尿酸の上昇もみられていない（レベルC）[79、93]。一方、1年間のゆるやかな糖質制限食により尿中アルブミンが大幅に低下するとの報告がある（レベルC）[93]。しかし、Cr 2.0mg/dl 以上の腎不全患者を対象にした糖質制限食による介入研究はないので、腎不全患者に対しては慎重に対応すべきである。

（2）長期の安全性（5年〜20年）

食事のランダム化比較試験によって10年以上の長期の安全性を証明するのはほとんど不可能なので、大規模長期観察研究の結果から類推するしか方法はない。繰り返し述べたように海外の6つの大規模長期観察研究によって、糖質摂取を厳しく制限すればするほど死亡危険度は増え、その内訳では癌および心血管障害の発症も死亡も増えることが明らかと

図表10 ローカーボスコアによる大規模長期観察研究
―著しく糖質を制限すると癌死や心血管死が増える―

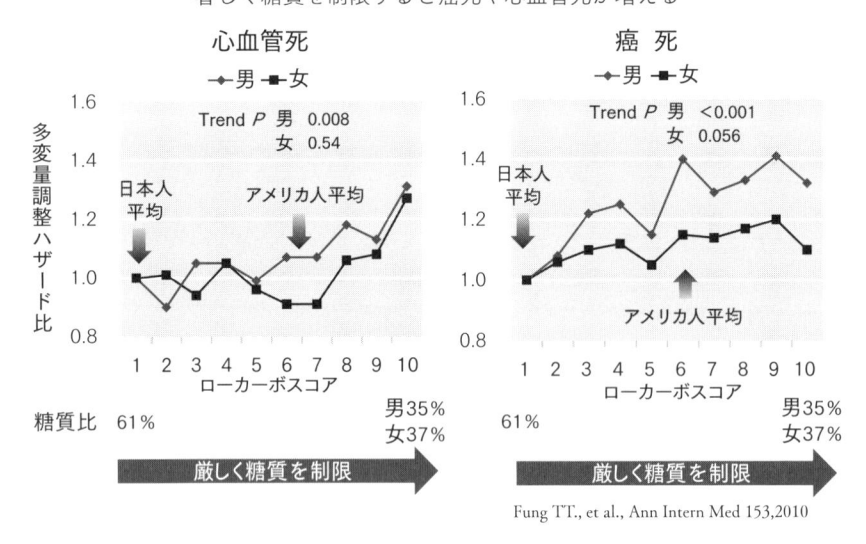

心血管死　**癌死**

糖質比　61% 　　　　　　　男35%　　61%　　　　　　　男35%
　　　　　　　　　　　　　　女37%　　　　　　　　　　　女37%

厳しく糖質を制限　　　　　　　　　厳しく糖質を制限

Fung TT., et al., Ann Intern Med 153,2010

　ローカーボ食（糖質制限食）と総死亡、癌や心血管障害の発症と死亡に関する大規模長期観察研究は2007年ギリシャの地中海食の第一人者Trichopoulouに始まって2013年のスウェーデンのNilssonまで6つある。そのすべてはほぼ同じ結論であり、厳しく制限すればするほど総死亡、癌や心血管障害の発症も死亡も増えるという厳しいものとなった[22～26、37、38]。

　そのうち最大規模のハーバード大学（アメリカ）の13万人、20～26年の追跡データを示した[26]。ローカーボスコアとは糖質制限の度合いを示しており、1から10に向かって厳しくなる。エネルギー糖質比で説明すると、スコア1は61%で日本人でいえば3食とも糖質を摂取している人たちと考えてよい。スコア6～7は45%前後でアメリカ人の平均値である。アメリカ人は脂質摂取量が相対的に多いので糖質比45%前後が平均値となっている。スコア10はおよそ私たちの2CARD（朝夕食で糖質を制限）に相当する。この研究ではスコア1から10に上昇するにつれ（つまり厳しく糖質を制限すればするほど）男でも女でも心血管死も癌死も増えているが、統計的に有意だったのは男であった。一方、2012年のスウェーデンの研究はローカーボスコアが上昇するにつれて女性の心血管障害発症が増えることを報告している[38]。

　これらの大規模観察研究の結果は、糖質制限を長期間にわたって実行する場合、ゆるやかな糖質制限をすべきであって厳しい糖質制限をすべきではないという警鐘を全世界に向けて鳴らした。

なった（レベルA）（図10）[22〜26, 37, 38]。その理由はまだわかっていない。
　一方、日本の一般住民を対象とした大規模長期観察研究では、糖質比が80％から50％まで下がるにつれて死亡危険度は直線的に減った（レベルC）[114]。欧米の大規模長期観察研究でも糖質比45％までのゆるやかな制限はカロリー制限食と比べても死亡危険度や癌発症に有意差がないようである（レベルB）[23, 24]。ゆるやかな糖質制限を実行したときのたんぱく質の種類の変化についてはまだわかっていない。

（3）長期間続けても安全で有効な糖質制限量と運動

　上記の大規模長期観察研究の結果と低血糖を起こさないための措置を考慮すると、長期に糖質制限食を実行する場合は、およそ1CARD〜1.5CARDレベル（糖質比で40〜45％）までのゆるやかな制限にすべきである。厳しい制限、すなわち2〜3CARDを長期間実行することは推奨できない（レベルD）。HbA1cが9％を超える患者については短期に2〜3CARDを実施しても、HbA1cが改善した時点で段階的に1〜1.5CARDまで制限をゆるめるべきである。

　もし、ゆるやかな糖質制限食によってHbA1cが目標値まで達しない場合には、運動療法の追加か低血糖を惹起しにくいタイプの糖尿病薬を選んで併用する。メタアナリシスによって証明されたもっとも簡単で効果的な運動療法では、一回40分、週4回以上（あるいは週150分以上）のトレーニング（たとえば時速6kmの早足歩行）を12週間続けるとHbA1cは0.89％も下がることが明らかになっている（レベルA）[13]。運動は治療の第1の選択肢に位置づけることもできるが、誰もが運動が可能なわけではない。患者の状況の許す範囲内、例えば階段の昇降や家事など家庭内でも体を動かす習慣をつけて筋肉を少しでも動かせばそれだけ筋肉による血糖の吸収は促進される。

付録　ゆるやかな糖質制限食指導の要点
　　　（巻末の食材・食品・献立別糖質含有量一覧を参照）

（1）患者は主要栄養素の計算はしなくてよいが、指導者（管理栄養士、医師、看護師）も患者もおよその糖質摂取量を知るために治療前と後（3〜6カ月後）に3日分の食事日記を付ける。

（2）指導者はおよその糖質摂取量を計算して頭に入れておく（本書8章3節参照、とくに重要なのは巻末資料2）。

（3）糖質含有量を3ランクに分類した食品リスト（巻末資料3）を渡し、そのなかで最も含量の多い食品群（ごはん、パン、麺、ピザ、いも、カボチャ、トウモロコシなど）と少ない食品群を覚えてもらう。数カ月後には中間含量の食品群も覚えてもらう。

（4）脂肪摂取を制限しないので、その摂取エネルギーは気にしなくてよい。しかし、脂肪摂取を促してもなかなか摂取量が増えないのが現実であり、繰り返し「脂質は血糖を上げない、上げるのは糖質だけ」であることを患者に理解してもらう。

（5）摂取脂質の種類については、最初は動物性であるか植物性であるかを問わない。もし、摂取が増えすぎるようであれば植物性を中心とするように指導する。

（6）治療前のHbA1cに応じて（図表2）、0.5CARD、1CARD、2CARD、3CARDの層別糖質制限を指導する。0.5CARDを実行しにくいときは1CARDから開始し、HbA1cが下がって糖質制限の方法が理解できたら0.5CARDへゆるめるよう指導した方がよい。

（7）飲んでも血糖値が上がりにくい酒類

　糖質を含まない蒸留酒（焼酎、泡盛、ブランデー、ウイスキー）、糖質含有量が少ない赤ワイン辛口、白ワイン辛口、日本酒度7度以上の日本酒などは飲酒をしても血糖はほとんど上昇しないか、上昇しても軽度と予想される。これらの酒類であればアルコール性肝炎、血清中の中性脂肪や尿酸の上昇につながらない程度の量の飲酒は許容される [115]。た

だし、糖尿病薬を内服している患者は上記のアルコールの摂取と糖質制限食を同時に実施すると血糖値が下がり過ぎる場合があるので要注意である。

（8）大量に摂取する食品に注意

大量に摂取するこだわりの食品は患者によって異なり、要注意である。少量なら問題がない食品でも、大量となると相当量の糖質摂取となる場合があり、そのような食品には春雨、玉ねぎ、白菜、トマト、蓮根、ソラマメやアズキなどのデンプン性の豆、練り製品、みりん干しなど（巻末資料3の「中くらい」参照）がある。

（9）HbA1cが数カ月の間に順調に低下すれば問題はないが、順調な低下が起こらない場合には、個々の食事日記を使ってどの食品をどれだけ制限すれば糖質摂取量がどれだけ減るかをg単位で具体的に示して説明する。

（10）ノンカロリー人工甘味料は摂取後数時間以内の血糖値を上げないことは明らかなのだが、アスパルテーム，スクラロースなどが腸内細菌の変化を介して耐糖尿異常を引き起こすという詳細な研究が2014年のNature誌に掲載されたので、使用を極力控えるべきである（Jotham Suez et al, Nature 514, 2014）。また、その他の人工甘味料，天然甘味料を問わず、その長期使用時の血糖コントロールへの影響や安全性についての検証や保証はまったくないので現時点での使用は避けたほうが賢明である。

（11）細かな注意

①和食中心の患者はみりん、砂糖の味付けに注意するよう指示する。とくに煮物については具材を細かく聞き取る必要がある。

②未精製の米や麦でも血糖はしっかり上がる。とくに麦飯、蕎麦は摂取してもよいと勘違いする患者が多いので要注意。

③手軽に食べられる食品では和風（寿司、丼物、カレー、饅頭、あんパンなど）の方が洋風（ケーキ、サンドウィッチ、ハンバーガーなど）より糖質量が多い。

④和菓子の方が洋菓子より糖質量は多く、隠し味の食塩がブドウ糖の吸収を促進する。

⑤果物は種類や成熟度によって糖質の含有量や組成が異なり、血糖値に及ぼす影響が大きく異なる。とくにぶどう、柿には注意が必要。しかし、果物は糖質と同時に抗酸化物質、ビタミン類が豊富なため総死亡率の低下に寄与することも大規模長期観察研究から明らかなので、種類に応じた個々の患者にとっての適量を見つけ出すとよい。

⑥ドレッシング、たれ（とくにゴマだれ）、ポン酢、献立味噌など種類によって糖質含有量が異なるので食品表示を見る癖をつけてもらう。

⑦外食時でも糖質制限は可能である。患者がよく行く店名、メニューを聞きとり、推奨できるメニューを患者と一緒に確認する。

⑧旅行時の糖質制限はできないと思いがちだが、普段より品数が増えて満足感を得やすいので、最後のご飯や麺類だけは避けるように指導すればよい。おかずに含まれる多少の糖質はあまり厳しく制限しないのが継続のコツ。

⑨デンプンを原料に製造したブドウ糖果糖液糖を多く含む清涼飲料水、スポーツドリンクなどの安易な摂取には注意が必要。

⑩揚げ物（唐揚げ、トンカツ、天ぷらなど）によって脂質摂取は容易となるが、具材、衣の厚さおよび使われている調味料には注意が必要。

引用文献

1. Kasting, J.F., *Earth's Early Atmosphere.* Science, 1993. 259: p. 920-926.
2. 白尾元理 and 清川昌一, 地球全史. 2012: 岩波書店.
3. Devin, T.M., デブリン生化学（原著第 7 版）. 2012: 丸善出版.
4. Bunn, H.F. and P.J. Higgins, *Reaction of monosaccharides with proteins: possible evolutionary significance.* Science, 1981. 213（4504）: p. 222-4.
5. Swamy, M.S., et al., *Glycation mediated lens crystallin aggregation and cross-linking by various sugars and sugar phosphates in vitro.* Exp Eye Res, 1993. 56（2）: p. 177-85.
6. 田川邦夫, からだの生化学（第 2 版改訂版）. 2008: タカラバイオ（株）.
7. Lieberman, D.E., 人体 600 万年史（下巻）. 2015: 早川書房.
8. ADA, *Executive summary: Standards of medical care in diabetes--2012.* Diabetes Care, 2012. 35 Suppl 1: p. S4-S10.
9. Bliss, M., インスリンの発見（堀田饒 訳）. 1993: 朝日新聞社.
10. Ustvedt, H.J. and E. Olsen, *Incidence of diabetes mellitus in Oslo, Norway 1956-65.* Br J Prev Soc Med, 1977. 31（4）: p. 251-7.
11. UKPDS, *Effect of intensive blood-glucose control with metformin on complications in overweight patients with type 2 diabetes（UKPDS 34）. UK Prospective Diabetes Study（UKPDS）Group.* Lancet, 1998. 352（9131）: p. 854-65.
12. Currie, C.J., E.A. Gale, and C.D. Poole, *Estimation of primary care treatment costs and treatment efficacy for people with Type 1 and Type 2 diabetes in the United Kingdom from 1997 to 2007*.* Diabet Med, 2010. 27（8）: p. 938-48.
13. Umpierre, D., et al., *Physical activity advice only or structured exercise training and association with HbA1c levels in type 2 diabetes: a systematic review and meta-analysis.* JAMA, 2011. 305（17）: p. 1790-9.
14. Atkins, R.C., *Dr. Atkins's New Diet Revolution.* 2002: Collins Living.
15. Accurso, A., et al., *Dietary carbohydrate restriction in type 2 diabetes mellitus and metabolic syndrome: time for a critical appraisal.* Nutr Metab（Lond）, 2008. 5: p. 9.
16. Tay, J., et al., *Comparison of low- and high-carbohydrate diets for type 2 diabetes management: a randomized trial.* Am J Clin Nutr, 2015. 102（4）: p. 780-90.
17. Bazzano, L.A., et al., *Effects of low-carbohydrate and low-fat diets: a randomized trial.* Ann Intern Med, 2014. 161（5）: p. 309-18.
18. Katan, M.B., *Alternatives to low-fat diets.* Am J Clin Nutr, 2006. 83（5）: p.

989-90.
19. Ajala, O., P. English, and J. Pinkney, *Systematic review and meta-analysis of different dietary approaches to the management of type 2 diabetes*. Am J Clin Nutr, 2013. 97（3）: p. 505-16.
20. Hu, T., et al., *Effects of low-carbohydrate diets versus low-fat diets on metabolic risk factors: a meta-analysis of randomized controlled clinical trials*. Am J Epidemiol, 2012. 176 Suppl 7: p. S44-54.
21. Tobias, D.K., et al., *Effect of low-fat diet interventions versus other diet interventions on long-term weight change in adults: a systematic review and meta-analysis*. Lancet Diabetes Endocrinol, 2015.
22. Trichopoulou, A., et al., *Low-carbohydrate-high-protein diet and long-term survival in a general population cohort*. Eur J Clin Nutr, 2007. 61（5）: p. 575-81.
23. Nilsson, L.M., et al., *Low-carbohydrate, high-protein score and mortality in a northern Swedish population-based cohort*. Eur J Clin Nutr, 2012. 66（6）: p. 694-700.
24. Nilsson, L.M., et al., *Low-carbohydrate, high-protein diet score and risk of incident cancer; a prospective cohort study*. Nutr J, 2013. 12: p. 58.
25. Noto, H., et al., *Low-carbohydrate diets and all-cause mortality: a systematic review and meta-analysis of observational studies*. PLoS One, 2013. 8（1）: p. e55030.
26. Fung, T.T., et al., *Low-carbohydrate diets and all-cause and cause-specific mortality: two cohort studies*. Ann Intern Med, 2010. 153（5）: p. 289-98.
27. Haimoto, H., et al., *Three-graded stratification of carbohydrate restriction by level of baseline hemoglobin A1c for type 2 diabetes patients with a moderate low-carbohydrate diet*. Nutr Metab (Lond), 2014. 11: p. 33.
28. Sasakabe, T., et al., *Association of decrease in carbohydrate intake with reduction in abdominal fat during 3-month moderate low-carbohydrate diet among non-obese Japanese patients with type 2 diabetes*. Metabolism, 2015. 64（5）: p. 618-25.
29. Fung, T.T., W.C. Willett, and F.B. Hu, *Animal, vegetable, or ... clinical trial?* Ann Intern Med, 2011. 154（3）: p. 215.
30. Holleman, F., et al., *Productivity of authors in the field of diabetes: bibliographic analysis of trial publications*. BMJ, 2015. 351: p. h2638.
31. Boden, G., et al., *Effect of a low-carbohydrate diet on appetite, blood glucose levels, and insulin resistance in obese patients with type 2 diabetes*. Ann Intern Med, 2005. 142（6）: p. 403-11.

32. Gannon, M.C. and F.Q. Nuttall, *Effect of a high-protein, low-carbohydrate diet on blood glucose control in people with type 2 diabetes.* Diabetes, 2004. 53（9）: p. 2375-82.
33. Gannon, M.C. and F.Q. Nuttall, *Control of blood glucose in type 2 diabetes without weight loss by modification of diet composition.* Nutr Metab (Lond), 2006. 3: p. 16.
34. Haimoto, H., et al., *Acute metabolic responses to a high-carbohydrate meal in outpatients with type 2 diabetes treated with a low-carbohydrate diet: a crossover meal tolerance study.* Nutr Metab (Lond), 2009. 6: p. 52.
35. 厚生労働省, 国民栄養調査. 2012.
36. 岩本安彦他編., 糖尿病診療 2010. 2010: 日本医師会.
37. Lagiou, P., et al., *Low carbohydrate-high protein diet and incidence of cardiovascular diseases in Swedish women: prospective cohort study.* BMJ, 2012. 344: p. e4026.
38. Lagiou, P., et al., *Low carbohydrate-high protein diet and mortality in a cohort of Swedish women.* J Intern Med, 2007. 261（4）: p. 366-74.
39. Duckworth, W., et al., *Glucose control and vascular complications in veterans with type 2 diabetes.* N Engl J Med, 2009. 360（2）: p. 129-39.
40. Gerstein, H.C., et al., *Effects of intensive glucose lowering in type 2 diabetes.* N Engl J Med, 2008. 358（24）: p. 2545-59.
41. Patel, A., et al., *Intensive blood glucose control and vascular outcomes in patients with type 2 diabetes.* N Engl J Med, 2008. 358（24）: p. 2560-72.
42. Boussageon, R., et al., *Effect of intensive glucose lowering treatment on all cause mortality, cardiovascular death, and microvascular events in type 2 diabetes: meta-analysis of randomised controlled trials.* BMJ, 2011. 343: p. d4169.
43. Buehler, A.M., et al., *Effect of tight blood glucose control versus conventional control in patients with type 2 diabetes mellitus: a systematic review with meta-analysis of randomized controlled trials.* Cardiovasc Ther, 2013. 31（3）: p. 147-60.
44. Hemmingsen, B., et al., *Intensive glycaemic control for patients with type 2 diabetes: systematic review with meta-analysis and trial sequential analysis of randomised clinical trials.* BMJ, 2011. 343: p. d6898.
45. Marso, S.P., et al., *The effect of intensive glucose control on all-cause and cardiovascular mortality, myocardial infarction and stroke in persons with type 2 diabetes mellitus: a systematic review and meta-analysis.* Diab Vasc Dis Res, 2010. 7（2）: p. 119-30.
46. Ray, K.K., et al., *Effect of intensive control of glucose on cardiovascular outcomes*

	and death in patients with diabetes mellitus: a meta-analysis of randomised controlled trials. Lancet, 2009. 373（9677）: p. 1765-72.
47.	Sarwar, N., et al., *Diabetes mellitus, fasting blood glucose concentration, and risk of vascular disease: a collaborative meta-analysis of 102 prospective studies.* Lancet, 2010. 375（9733）: p. 2215-22.
48.	UKPDS, *Intensive blood-glucose control with sulphonylureas or insulin compared with conventional treatment and risk of complications in patients with type 2 diabetes (UKPDS 33) . UK Prospective Diabetes Study (UKPDS) Group.* Lancet, 1998. 352（9131）: p. 837-53.
49.	Kearney, P.M., et al., *Efficacy of cholesterol-lowering therapy in 18,686 people with diabetes in 14 randomised trials of statins: a meta-analysis.* Lancet, 2008. 371（9607）: p. 117-25.
50.	Emdin, C.A., et al., *Blood pressure lowering in type 2 diabetes: a systematic review and meta-analysis.* JAMA, 2015. 313（6）: p. 603-15.
51.	Noto, H., et al., *Substantially increased risk of cancer in patients with diabetes mellitus: a systematic review and meta-analysis of epidemiologic evidence in Japan.* J Diabetes Complications, 2010. 24（5）: p. 345-53.
52.	Sasazuki, S., et al., Diabetes mellitus and cancer risk: pooled analysis of eight cohort studies in Japan. Cancer Sci, 2013. 104（11）: p. 1499-507.
53.	Lee, S.J., et al., *The risks and benefits of implementing glycemic control guidelines in frail older adults with diabetes mellitus.* J Am Geriatr Soc, 2011. 59（4）: p. 666-72.
54.	Kirkman, M.S., et al., *Diabetes in older adults.* Diabetes Care, 2012. 35（12）: p. 2650-64.
55.	Zoungas, S., et al., *Severe hypoglycemia and risks of vascular events and death.* N Engl J Med, 2010. 363（15）: p. 1410-8.
56.	Cryer, P.E., *Glycemic goals in diabetes: trade-off between glycemic control and iatrogenic hypoglycemia.* Diabetes, 2014. 63（7）: p. 2188-95.
57.	Goto, A., et al., *Severe hypoglycaemia and cardiovascular disease: systematic review and meta-analysis with bias analysis.* BMJ, 2013. 347: p. f4533.
58.	Khunti, K., et al., *Hypoglycemia and risk of cardiovascular disease and all-cause mortality in insulin-treated people with type 1 and type 2 diabetes: a cohort study.* Diabetes Care, 2015. 38（2）: p. 316-22.
59.	Ismail-Beigi, F., et al., *Individualizing glycemic targets in type 2 diabetes mellitus: implications of recent clinical trials.* Ann Intern Med, 2011. 154（8）: p. 554-9.
60.	Yau, C.K., et al., *Glycosylated hemoglobin and functional decline in community-dwelling nursing home-eligible elderly adults with diabetes mellitus.* J Am Geriatr

Soc, 2012. 60（7）: p. 1215-21.

61. Bonds, D.E., et al., *The association between symptomatic, severe hypoglycaemia and mortality in type 2 diabetes: retrospective epidemiological analysis of the ACCORD study.* BMJ, 2010. 340: p. b4909.

62. Lin, C.H. and W.H. Sheu, Hypoglycaemic episodes and risk of dementia in diabetes mellitus: 7-year follow-up study. J Intern Med, 2013. 273 (1) : p. 102-10.

63. Leong, A., et al., *Hypoglycemia in Diabetes Mellitus as a Coronary Artery Disease Risk Factor in Patients at Elevated Vascular Risk.* J Clin Endocrinol Metab, 2016. 101（2）: p. 659-68.

64. Unger, J., *Uncovering undetected hypoglycemic events.* Diabetes Metab Syndr Obes, 2012　5: p. 57-74.

65. Tzoulaki, I., et al., *Risk of cardiovascular disease and all cause mortality among patients with type 2 diabetes prescribed oral antidiabetes drugs: retrospective cohort study using UK general practice research database.* BMJ, 2009. 339: p. b4731.

66. Phung, O.J., et al., *Effect of noninsulin antidiabetic drugs added to metformin therapy on glycemic control, weight gain, and hypoglycemia in type 2 diabetes.* JAMA, 2010. 303（14）: p. 1410-8.

67. Abbatecola, A.M., et al., *Tighter glycemic control is associated with ADL physical dependency losses in older patients using sulfonylureas or mitiglinides: Results from the DIMORA study.* Metabolism, 2015. 64（11）: p. 1500-6.

68. Winter, J.E., et al., *BMI and all-cause mortality in older adults: a meta-analysis.* Am J Clin Nutr, 2014. 99（4）: p. 875-90.

69. Zheng, W., et al., *Association between body-mass index and risk of death in more than 1 million Asians.* N Engl J Med, 2011. 364（8）: p. 719-29.

70. Sasazuki, S., et al., *Body mass index and mortality from all causes and major causes in Japanese: results of a pooled analysis of 7 large-scale cohort studies.* J Epidemiol, 2011. 21（6）: p. 417-30.

71. Tamakoshi, A., et al., *BMI and all-cause mortality among Japanese older adults: findings from the Japan collaborative cohort study.* Obesity (Silver Spring), 2010. 18（2）: p. 362-9.

72. Tsugane, S., S. Sasaki, and Y. Tsubono, *Under- and overweight impact on mortality among middle-aged Japanese men and women: a 10-y follow-up of JPHC study cohort I.* Int J Obes Relat Metab Disord, 2002. 26（4）: p. 529-37.

73. Tobias, D.K., et al., *Body-mass index and mortality among adults with incident type 2 diabetes.* N Engl J Med, 2014. 370（3）: p. 233-44.

74. Costanzo, P., et al., *The obesity paradox in type 2 diabetes mellitus: relationship of*

body mass index to prognosis: a cohort study. Ann Intern Med, 2015. 162（9）: p. 610-8.
75. Carnethon, M.R., et al., *Association of weight status with mortality in adults with incident diabetes.* JAMA, 2012. 308（6）: p. 581-90.
76. Qizilbash, N., et al., *BMI and risk of dementia in two million people over two decades: a retrospective cohort study.* Lancet Diabetes Endocrinol, 2015. 3（6）: p. 431-6.
77. Jenkins, D.J., et al., *Glycemic responses to foods: possible differences between insulin-dependent and noninsulin-dependent diabetics.* Am J Clin Nutr, 1984. 40（5）: p. 971-81.
78. Feinman, R.D., *Fad diets in the treatment of diabetes.* Curr Diab Rep, 2011. 11（2）: p. 128-35.
79. Haimoto, H., et al., *Long-term effects of a diet loosely restricting carbohydrates on HbA1c levels, BMI and tapering of sulfonylureas in type 2 diabetes: a 2-year follow-up study.* Diabetes Res Clin Pract, 2008. 79（2）: p. 350-6.
80. Bradley, U., et al., *Low-fat versus low-carbohydrate weight reduction diets: effects on weight loss, insulin resistance, and cardiovascular risk: a randomized control trial.* Diabetes, 2009. 58（12）: p. 2741-8.
81. Brehm, B.J., et al., *One-year comparison of a high-monounsaturated fat diet with a high-carbohydrate diet in type 2 diabetes.* Diabetes Care, 2009. 32（2）: p. 215-20.
82. Elhayany, A., et al., *A low carbohydrate Mediterranean diet improves cardiovascular risk factors and diabetes control among overweight patients with type 2 diabetes mellitus: a 1-year prospective randomized intervention study.* Diabetes Obes Metab, 2010. 12（3）: p. 204-9.
83. Naude, C.E., et al., *Low carbohydrate versus isoenergetic balanced diets for reducing weight and cardiovascular risk: a systematic review and meta-analysis.* PLoS One, 2014. 9（7）: p. e100652.
84. Yamada, Y., et al., *A non-calorie-restricted low-carbohydrate diet is effective as an alternative therapy for patients with type 2 diabetes.* Intern Med, 2014. 53（1）: p. 13-9.
85. Haimoto, H., et al., *Effects of a low-carbohydrate diet on glycemic control in outpatients with severe type 2 diabetes.* Nutr Metab (Lond), 2009. 6: p. 21.
86. Gardner, C.D., *Tailoring dietary approaches for weight loss.* Int J Obes Suppl, 2012. 2 (Suppl 1): p. S11-S15.
87. Foster, G.D., et al., *Weight and metabolic outcomes after 2 years on a low-carbohydrate versus low-fat diet: a randomized trial.* Ann Intern Med, 2010. 153

(3) : p. 147-57.
88. Dyson, P.A., S. Beatty, and D.R. Matthews, *An assessment of low-carbohydrate or low-fat diets for weight loss at 2 year's follow-up.* Diabet Med, 2010. 27 (3) : p. 363-4.
89. Nordmann, A.J., et al., *Effects of low-carbohydrate vs low-fat diets on weight loss and cardiovascular risk factors: a meta-analysis of randomized controlled trials.* Arch Intern Med, 2006. 166 (3) : p. 285-93.
90. Johnstone, A.M., et al., *Effects of a high-protein ketogenic diet on hunger, appetite, and weight loss in obese men feeding ad libitum.* Am J Clin Nutr, 2008. 87 (1) : p. 44-55.
91. Westman, E.C., et al., *The effect of a low-carbohydrate, ketogenic diet versus a low-glycemic index diet on glycemic control in type 2 diabetes mellitus.* Nutr Metab (Lond) , 2008. 5: p. 36.
92. Krauss, R.M., et al., *Separate effects of reduced carbohydrate intake and weight loss on atherogenic dyslipidemia.* Am J Clin Nutr, 2006. 83 (5) : p. 1025-31; quiz 1205.
93. Haimoto, H., et al., *Reduction in urinary albumin excretion with a moderate low-carbohydrate diet in patients with type 2 diabetes: a 12-month intervention.* Diabetes Metab Syndr Obes, 2012. 5: p. 283-91.
94. Sasakabe, T., et al., *Effects of a moderate low-carbohydrate diet on preferential abdominal fat loss and cardiovascular risk factors in patients with type 2 diabetes.* Diabetes Metab Syndr Obes, 2011. 4: p. 167-74.
95. Wakai, K., et al., *Dietary intakes of fat and total mortality among Japanese populations with a low fat intake: the Japan Collaborative Cohort (JACC) Study.* Nutr Metab (Lond) , 2014. 11 (1) : p. 12.
96. Nagata, C., et al., *Total fat intake is associated with decreased mortality in Japanese men but not in women.* J Nutr, 2012. 142 (9) : p. 1713-9.
97. Trichopoulou, A., et al., *Definitions and potential health benefits of the Mediterranean diet: views from experts around the world.* BMC Med, 2014. 12: p. 112.
98. Leosdottir, M., et al., *Dietary fat intake and early mortality patterns--data from The Malmo Diet and Cancer Study.* J Intern Med, 2005. 258 (2) : p. 153-65.
99. de Souza, R.J., et al., *Intake of saturated and trans unsaturated fatty acids and risk of all cause mortality, cardiovascular disease, and type 2 diabetes: systematic review and meta-analysis of observational studies.* BMJ, 2015. 351: p. h3978.
100. Kurotani, K., et al., *Red meat consumption is associated with the risk of type 2 diabetes in men but not in women: a Japan Public Health Center-based*

Prospective Study. Br J Nutr, 2013: p. 1-9.
101. Lee, J.E., et al., *Meat intake and cause-specific mortality: a pooled analysis of Asian prospective cohort studies.* Am J Clin Nutr, 2013. 98（4）: p. 1032-41.
102. Pan, A., et al., *Red meat consumption and mortality: results from 2 prospective cohort studies.* Arch Intern Med, 2012. 172（7）: p. 555-63.
103. Xu, J., et al., *Macronutrient intake and glycemic control in a population-based sample of American Indians with diabetes: the Strong Heart Study.* Am J Clin Nutr, 2007. 86（2）: p. 480-7.
104. Kang, H.M. and D.J. Kim, *Total energy intake may be more associated with glycemic control compared to each proportion of macronutrients in the korean diabetic population.* Diabetes Metab J, 2012. 36（4）: p. 300-6.
105. Jiang, J., et al., *Dietary fiber intake is associated with HbA1c level among prevalent patients with type 2 diabetes in Pudong New Area of Shanghai, China.* PLoS One, 2012. 7（10）: p. e46552.
106. Whitmer, R.A., et al., *Hypoglycemic episodes and risk of dementia in older patients with type 2 diabetes mellitus.* JAMA, 2009. 301（15）: p. 1565-72.
107. Udell, J.A., et al., *Glucose-lowering drugs or strategies and cardiovascular outcomes in patients with or at risk for type 2 diabetes: a meta-analysis of randomised controlled trials.* Lancet Diabetes Endocrinol, 2015. 3（5）: p. 356-66.
108. Thakkar, B., et al., *Metformin and Sulfonylureas in Relation to Cancer Risk in Type II Diabetes Patients: A Meta-analysis using primary data of published studies.* Metabolism, 2013. 62: p. 922-934
109. Noto, H., et al., *Cancer risk in diabetic patients treated with metformin: a systematic review and meta-analysis.* PLoS One, 2012. 7（3）: p. e33411.
110. Boussageon, R., et al., *Reappraisal of metformin efficacy in the treatment of type 2 diabetes: a meta-analysis of randomised controlled trials.* PLoS Med, 2012. 9 (4): p. e1001204.
111. Hemmingsen, B., et al., *Comparison of metformin and insulin versus insulin alone for type 2 diabetes: systematic review of randomised clinical trials with meta-analyses and trial sequential analyses.* BMJ, 2012. 344: p. e1771.
112. Lamanna, C., et al., *Effect of metformin on cardiovascular events and mortality: a meta-analysis of randomized clinical trials.* Diabetes Obes Metab, 2011. 13 (3): p. 221-8.
113. Nielsen, J.V. and E. Joensson, *Low-carbohydrate diet in type 2 diabetes. Stable improvement of bodyweight and glycemic control during 22 months follow-up.* Nutr Metab (Lond), 2006. 3: p. 22.
114. Nakamura, Y., et al., *Low-carbohydrate diets and cardiovascular and total*

mortality in Japanese: a 29-year follow-up of NIPPON DATA80. Br J Nutr, 2014. 112（6）: p. 916-24.
115. 日本ローカーボ食研究会編集 , 正しく知る糖質制限食 . 2013: 技術評論社 .

献立（メニュー）別の糖質量（巻末資料 1）

多い（糖質 25 g 以上）			中くらい（糖質 5 g～25 g）
料理名	目安量	糖質量（g）	料理名
いなり寿司	5 個	150	ホットドッグ（モスバーガー）
天むす	3 個	123	ハム卵サンドイッチ
幕の内弁当（Hotto Motto）		98 ☆	酢豚
牛丼（すき家）	並盛	108 ☆	あじの南蛮漬け
味噌煮込みうどん	生うどん	106	かき揚げ
うなぎ丼（吉野家）	並盛	110 ☆	えびフライ
山かけそば	生そば	96	豚串カツ
親子丼（なか卯）		99 ☆	ナゲット
ミートソーススパゲッティ	乾麺	88	棒々鶏
太巻き寿司	1 本	88	とんかつ
ちらし寿司		84	マカロニサラダ
栗ご飯		83	ぶり大根
にぎり寿司	7 貫	83	れんこん煮
カレーライス		77	里芋の煮物
カルボナーラ	乾麺	77	きんぴらごぼう
ラーメン	生麺（　）は大盛	74（143）	ポテトサラダ
ソース焼きそば	蒸し麺	72	春雨の和え物
ちゃんぽん	ゆで麺	70	イカとワケギの酢みそ和え
オムライス		68	切り干し大根の煮もの
市販品チルドピザ	直径 25cm M サイズ	67	フライドチキン（ケンタッキー）
たきこみご飯		65	ロールキャベツ
焼きビーフン		63	あげ出し豆腐
赤飯		61	ごま豆腐（たれつき）
天津飯		60	寄せ鍋
五目チャーハン		57	えびのチリソース炒め
お好み焼き	1 枚	53	ハンバーグ
きつねうどん	ゆで麺	52	回鍋肉
フライドポテト（マクドナルド）	M サイズ	49	八宝菜
マカロニグラタン		41	牛肉のしゃぶしゃぶ
野菜天ぷら	芋・カボチャ天含	35	焼きとり（たれ）
雑炊	普通盛 1 杯	34	麻婆豆腐
たこ焼き	8 個	34	鶏の唐揚げ
春巻き	3 本	33	さばの味噌煮
ハンバーガー（マクドナルド）	1 個	31	豚の生姜焼き
焼きぎょうざ	5 個	31	魚の煮付け
冷凍海老グラタン	1 個	29 ☆	生麩の煮物
肉じゃが	じゃがいも 1 個	30	いわしのマリネ
クリームシチュー	じゃがいも 1 個	29	ひじきの煮もの
シュウマイ	5 個	29	ほうれん草の白和え
ビーフシチュー	じゃがいも 1 個	28	かぼちゃのポタージュ
コロッケ	2 個	28	豚汁
おでん	里芋・練り製品入り	27	コーンスープ
すき焼き		25	ワンタンスープ

＊栄養計算はヘルシーメーカープロ 501　マッシュルームソフト使用　＊目安量はほぼ一人前
☆ホームページで公開されている炭水化物量（食物繊維量を含む）を記載

＊食べる量を注意したい食品＊			少ない（糖質 5 g 未満）		
目安量	糖質量（g）	料理名	料理名	目安量	糖質量（g）
	24	豚肉の野菜炒め			1～5
コンビニ 1 包装	22	鮭のみそマヨネーズ焼き			
	10～19	焼肉（たれなし）			
		アスパラの肉巻き			
1 個		鶏のチーズ焼き			
3 本		野菜のアンチョビ炒め			
2 本		ホタテのバター焼き			
コンビニ 6 個		チンジャオロース			
		揚げ肉団子			
1 枚		魚のムニエル			
付け合わせ		湯豆腐			
		鮭のホイル焼き			
		あさりの酒蒸し			
里芋小 3 個		卵焼き			
小鉢 1 杯		魚の塩焼き			
付け合わせ		焼きとり（塩）	3 本		
小鉢 1 杯		ゴーヤチャンプル			
小鉢 1 杯		厚揚げ焼き			
小鉢 1 杯		ビーフオムレツ			
1 個	5～10	ツナサラダ			
		高野豆腐の煮物	小鉢 1 杯		
		卯の花	小鉢 1 杯		
		きゅうりの酢の物			
		グリーンサラダ			
		枝豆			
		冷やっこ			
		納豆			
		コールスローサラダ			
		オクラのごま和え			
2 本		ナムル（ごま油和え）			
		エビとアボカドのサラダ			
3 個		ほうれん草のおひたし			
		まぐろのさしみ	7 切れ		1 未満
		サーロインステーキ			
		サーモンステーキ			
		ハムエッグ			
小鉢 1 杯		チキンソテー			
小鉢 1 杯		アジの開き			
小鉢 1 杯		わかめの味噌汁			1～5
	15	すまし汁			
	5～9	中華スープ			
		オニオンスープ			
		コンソメスープ			1 未満

糖質を多く含む注意すべき食品や食材（巻末資料2）

名称	目安量（g）	糖質量（g）
穀物		
中華麺（生麺）	1玉 130g	70
（生麺）大盛り	2玉 260g	140
（焼きそば用蒸し麺）	1人分 170g	62
そ　ば（生麺）	1玉 150g	78
（生麺）大盛り	1.5玉 230g	119
（ゆで麺）	1玉 290g	70
（乾麺）	1束 100g	63
うどん（生麺）	1玉 140g	78
（ゆで麺）	1玉 250g	52
そうめん・冷や麦・きしめん	乾麺 1束 100g	70
スパゲッティ	乾麺 1人分 100g	70
ビーフン	乾麺 1食分 80g	63
袋入りインスタント麺	1袋 150g	55
カップ麺式インスタント麺	1食分 100g	55
米飯・大盛り	1杯 250g	92
米飯	1杯 150g	55
玄米	1杯 150g	51
おにぎり	1個 100g（コンビニサイズ）	39
全粥	茶碗 1杯 150g	23
切り餅	2個 100g	49
ピザクラスト	直径 18cm 100g	49
コーンフレーク	1食分 40g	32
食パン	5枚切り	32
ロールパン 2個	30g x 2個	28
フランスパン	6cm幅 50g	27
食パン	6枚切り	27
クロワッサン	30g x 2個	25
果物		
柿	1個	38
梨	1個	31
バナナ	1本	29
グレープフルーツ	1個	28
ぶどう（デラウエア）	1房	24
すいか	1/12切れ	22
桃	1個	17
夏みかん	1個	15
メロン	1/4切れ	19
りんご（中）	1個	22
いちじく	2個	21
いちご	10粒	10
みかん	1個	9
キウイフルーツ	1個	9
さくらんぼ	10個	11
干しぶどう	カップ 1/2 (60g)	46
干し柿	2個	32
黄桃缶詰	桃 1個果肉のみ	27
みかん缶詰	1/2缶果肉のみ	19

名称	目安量（g）	糖質量（g）
芋・栗		
さつまいも	中1本	66
生栗	10個	34
カボチャ	中3切れ 150 g	26
トウモロコシ	1本	17
じゃがいも	中1個	15
菓子		
ぜんざい	角餅1個入り	71
あんパン	1個 60g	56
おはぎ	1個 90g	52
肉まん	1個	42
アイスクリーム	カップ1個 200ml	40
カステラ	2切れ 60g	38
ショートケーキ	1個 80g	37
カレーパン	1個	37
ドーナツ	1個 60g	36
ポテトチップス	1袋 60g	33
チョコパイ	2個	33 ☆
クリームパン	1個	31
まんじゅう	1個 50g	28
みたらしだんご	1本	27
わらびもち	5個程度	26
ソフトクリーム	1個	26
あられ	小袋1袋	26
チョコレート	板チョコ1枚	26
ホットケーキ	直径15cm 1枚	25
アップルパイ	1個 80g	25
ヨーグルト（加糖）	カップ1個 200ml	24
シュークリーム	1個 100g	22
プリン	1個	21
飲料		
コーラ	500ml	57
オレンジジュース	500ml	54
ポカリスエット	500ml	31 ☆
ワイン（甘口）	150ml	20
オロナミンC	1本 120ml	19 ☆
甘酒	1杯 200ml	18
野菜ジュース	紙パック小 1個	16
豆乳飲料麦芽	紙パック小 1個	14
ビール	1缶 350ml	11
日本酒	1合 180ml	9

＊可食部（食べられる部分）に対しての糖質量を記載。
＊市販品は成分表で糖質量または炭水化物量を確認しましょう。
＊日本酒はその日本酒度（甘口，辛口の度合い）によって大きく糖質量がことなると予想されます。ワインも同様です。
☆ホームページで公開されている炭水化物量（食物繊維量を含む）を記載。

糖質を多く含む注意すべき食品や食材（巻末資料3）

多い（糖質25g以上）	中くらい（糖質5g〜25g） ＊食べる量を注意したい食品＊	少ない（糖質5g未満）
《穀類（主に主食になるもの）》 ごはん類・餅類 うどん・そば・パスタ・ラーメン・焼きそば・ビーフンなどの麺類 パン・ピザなどの小麦粉類		
《いも/でんぷん類》 さつまいも（1/2） じゃがいも（1個）	春雨（1食分）、里芋（1個） 長芋（5cm長さ）	こんにゃく
《豆類/種実類》 生栗（10個）、甘栗（10個）	ゆであずき、ぎんなん（10粒） フライビーンズ（10粒） 豆乳（コップ1杯）	納豆（1パック）、豆腐（1丁） 油揚げ（1枚）、おから 大豆水煮（1/2カップ） きなこ（大さじ5） カシューナッツ（10粒） バターピーナッツ（20粒） アーモンド（20粒） ごま
《野菜類》 カボチャ（1/4個） トウモロコシ（1本）	レンコン（1節）、玉ねぎ（1個） 白菜（1/4株）、トマト（1個） そら豆（15粒）、ゴボウ（1/2本） 切り干し大根、キャベツ（1/4玉） ニンジン（1/2本） スナップエンドウ（10さや） 守口漬（10切れ） らっきょう甘酢漬（15粒）	レタス（1/2株）、長ネギ（1本） 大根（10cm長さ）、なす（1本） タケノコ（1/2）、かぶ（1個） エンドウ・枝豆、きゅうり ピーマン、アスパラガス、もやし ゴーヤ、セロリ、オクラ カリフラワー（1/2個） ブロッコリー（1株）、小松菜 ほうれん草、水菜、青梗菜 春菊にら、三つ葉、モロヘイヤ わけぎ、ふき、あさつき、ししとう
《魚介類/肉類/卵》	魚みりん干（1枚）、魚の粕漬け、西京味噌焼き（1切れ）、佃煮、練り製品（ちくわ、はんぺん、魚肉ソーセージなど）、味付け缶（1缶）	魚介類全般、ツナ油缶 オイルサーディン、魚の水煮缶 肉類全般 加工肉（ハム、ソーセージなど） 卵
《果物類》 柿（1個）、梨（1個）、バナナ（1本） グレープフルーツ（1個） 干し柿、干しぶどうなどのドライフルーツ類、果物缶詰	はっさく（1個）、オレンジ（1個） スイカ（1/12）、ぶどう（1房） びわ（5個）、桃（1個） メロン（1/4）、夏みかん（1個） りんご（1個）、みかん（1個） いちじく（1個）、いちご（10粒） すもも（2個）、いよかん（1個） さくらんぼ（10粒） キウイフルーツ（1個） パイナップル（1/4カット）	アボガド（1個）

多い（糖質25g以上）	中くらい（糖質5g～25g） ＊食べる量を注意したい食品＊	少ない（糖質5g未満）
《きのこ類 / 海藻類》	味つけ・佃煮類	きのこ類全般 海藻類全般
《乳類 / 脂質類》 アイスクリーム（1個） ヨーグルト加糖（カップ1杯）	牛乳（コップ1杯） ヨーグルト無糖（1カップ）	チーズ類全般、生クリーム ココナッツミルク（180ml） 油脂全般 ：動物性油：バター、ラードなど ：植物性油：オリーブ油、ごま油など
《菓子類》 和菓子（まんじゅう・あられ・かりんとうなど） 洋菓子（ケーキ、カステラ、クッキー、プリン、チョコレートなど） 菓子パン（あんぱんなど） スナック菓子		
《調味料》 甘い調味料 ：砂糖、はちみつ、カレールー、シチュールーなど	ポン酢、焼き肉のたれ、ごまだれ 三杯酢、ソース、みりん ケチャップ、白みそ、甘みそなど	甘くない調味料 ：塩、しょう油、マヨネーズ、酢、みそ、二杯酢など
《嗜好飲料》 日本酒、ビール、発泡酒、ワイン 梅酒、白酒、マッコリ 清涼飲料水、コーラ スポーツドリンク	野菜ジュース（紙パック小1本） トマトジュース（コップ1杯） ニンジンジュース（コップ1杯） ココア（コップ1杯）	焼酎、ウォッカ、ウイスキー ジン、ブランデー ワイン（辛口のみ） 日本酒（辛口 / 酒度7％以上） 糖質0ビール、コーヒー無糖 紅茶無糖、無調整豆乳 緑茶、ウーロン茶、炭酸水

＊栄養計算はヘルシーメーカープロ501　マッシュルームソフト使用。
＊（　）は1回分の目安量、それ以上多く食べると要注意、記載のない食品は量の規制は特になし。

[編著者]

NPO法人日本ローカーボ食研究会代表理事
灰本 元（内科 灰本クリニック 愛知県春日井市）
1953年 山口県生まれ。
78年 名古屋大学医学部卒業後、関東逓信病院内科勤務。
81年〜87年 名古屋大学大学院と愛知県がんセンター研究所にて病理学を専攻。
87年から中頭病院（沖縄市）内科勤務などを経て、91年 愛知県春日井市に灰本クリニックを開業。診療の特徴は高血圧と糖尿病の治療、食事療法、癌診断など。
2003年から"ゆるやかな糖質制限食"を2型糖尿病治療へ導入。
2008年から臨床研究を海外専門誌へ投稿。
2011年 NPO法人日本ローカーボ食研究会を設立、臨床研究と啓蒙活動をおこなっている。
著書に『正しく知る糖質制限食』（共著、技術評論社、2013年）。その他、ローカーボ食に関する英論文多数

[編集協力者]

安井広迪（内科 安井医院 三重県四日市市）
村元秀行（内科 むらもとクリニック 名古屋市千種区）
中村 了（老年内科 名古屋逓信病院 総合診療科 名古屋市東区）
小早川裕之（腎臓内科 小早川医院 名古屋市昭和区）
渡邊志帆（管理栄養士 灰本クリニック 愛知県春日井市）
加藤 潔（名古屋大学名誉教授 植物細胞生理学）

ゆるやかな糖質制限食による2型糖尿病治療ガイドライン　2016

2016年9月15日　第1刷発行　（定価はカバーに表示してあります）

編著者　　灰本　元

発行者　　山口　章

発行所　　名古屋市中区上前津2-9-14　久野ビル　風媒社
　　　　　電話 052-331-0008　FAX052-331-0512
　　　　　振替 00880-5-5616　http://www.fubaisha.com/

乱丁・落丁本はお取り替えいたします。　　＊印刷・製本／安藤印刷
ISBN978-4-8331-5309-6